JN120925

看護師国家試験

直 前

社会福祉学領域

領域

ファイナルチェック

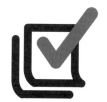

編著

守本とも子 奈良学園大学大学院看護学研究科研究科長
富永堯史 兵庫県社会福祉協議会

監修

星野政明 岐阜医療科学大学客員教授

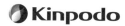

Kinpodo

執筆者一覧

■ 監 修

星野　政明　　岐阜医療科学大学客員教授・名古屋経済大学名誉教授

■ 編 著

守本とも子　　奈良学園大学保健医療学部学部長・大学院看護学研究科研究科長・教授
富永　堯史　　兵庫県社会福祉協議会

■ 執 筆（五十音順）

井上　昌子　　奈良学園大学保健医療学部看護学科助教
井上　葉子　　奈良学園大学保健医療学部看護学科講師
小林　由里　　奈良学園大学保健医療学部看護学科准教授
齋藤　英夫　　奈良学園大学保健医療学部看護学科助教
佐藤　郁代　　奈良学園大学保健医療学部看護学科講師
芝田ゆかり　　奈良学園大学保健医療学部看護学科准教授
高橋　寿奈　　奈良学園大学保健医療学部看護学科助教
田場　真理　　奈良学園大学保健医療学部看護学科講師
中馬　成子　　大阪青山大学健康科学部看護学科教授
辻下　守弘　　奈良学園大学保健医療学部リハビリテーション学科学科長・教授
富永　堯史　　兵庫県社会福祉協議会
西出　順子　　奈良学園大学保健医療学部看護学科講師
西本　美和　　大手前大学国際看護学部准教授
野口寿美子　　奈良学園大学保健医療学部看護学科助教
松居　典子　　奈良学園大学保健医療学部看護学科助教
松浦　純平　　奈良学園大学保健医療学部看護学科准教授
三浦　康代　　奈良学園大学保健医療学部看護学科教授
美甘　祥子　　奈良学園大学保健医療学部看護学科准教授
守本とも子　　奈良学園大学保健医療学部学部長・大学院研究科長・看護学科教授
吉水　　清　　和洋女子大学看護学部看護学科助教
吉村　雅世　　奈良学園大学保健医療学部看護学科学科長・教授

はじめに

　本書は、看護職をめざす読者が社会福祉について学ぶためのテキストである。また同時に、すでに看護職として活躍されている方々にも現代における社会福祉についての理解を深め、看護実践における社会資源の活用に向けて、重要な示唆を与えてくれる書籍でもある。

　内容は看護師国家試験の出題基準に沿って書かれている。そのため、現代社会の背景や動向を踏まえ、厚生労働省が社会福祉について、重要だと考える内容が記載されている。学生にとっては、国家試験対策として、必携のテキストであると考える。

　近年、わが国は少子高齢社会という重大な課題を抱えつつ、新たな感染症であるコロナ対応など、疾病構造の変化や多様なニーズに対応した医療・福祉の在り方が問われている。そのような中で、疾患や障害を持ちながら、住み慣れた地域で生活することを目指した様々な対策が講じられてきた。

　これらの現状を背景に、看護職者が在宅での生活を視野に入れながら、対象者のQOLの向上に向けて、様々な視点から援助の手を差し伸べ、対象者のニーズに応えるためには、社会福祉の理解と知識の活用が必要不可欠なものとなる。

　そこで、本書では、社会福祉の仕組みを学び、対象者の生活を基盤としたQOLの質の向上に向けた社会福祉の知識を体系的に理解できるように構成している。

具体的には、第1章では多角的に捉えた現代社会の状況、第2章では暮らしを守る社会保障と社会福祉について、その理念の変遷と今後の動向について、第3章では社会福祉の関係機関と実施体制について述べられている。また、各社会福祉施設や社会福祉における民間活動の役割についても解説されている。

　第4章では医療保障の概要から、医療保険制度、高齢者医療制度について、第5章から第7章では介護保険制度、所得保障、生活保護制度について解説されている。第8章から第10章では障害者福祉、児童家庭福祉、高齢者福祉と種別ごとの福祉制度について、それぞれ解説されている。第11章では地域福祉の理念や地域福祉の担い手、地域福祉の推進方策が述べられ、地域福祉の理解が深められる構成になっている。第12章ではソーシャルワークの理論と実践過程について詳しく述べられている。

　以上が本書の内容である。これらを学ぶことによって、看護学生であれば、看護師国家試験に見事に合格されること、あるいは、すでに看護実践をされておられる方々にとっては日々の実践において、ぜひ、社会福祉の知識を活用して、現代社会の医療、介護における課題に向けて、取り組んでいただければ幸いである。

　最後に、本書の発行にあたり、ご尽力いただきました執筆者の方々および編集に携わっていただいた出版社の方々に対して厚く御礼申し上げます。

　　令和2年11月

　　　　　　　　　　　　　　　　　　　　編者　守本とも子

CONTENTS

医療保障
野口寿美子

生活保護制度　　　　　　　　　　　　　　　　佐藤郁代

障害者福祉

chapter 9

児童家庭福祉

ソーシャルワークの理解

辻下守弘

私たちが生きる現代社会の姿

chapter 1

1. 現代社会の過去・現在・未来

1）人口構造の変化

（1）総人口の変化

1872（明治5）年に3,480万人、1967（昭和42）年に1億人を超え、2017（平成29）年は1億2,671万人であった。

（2）合計特殊出生率

合計特殊出生率とは、15〜49歳までの女性の年齢別出生率を合計したものであり、2.1以下になると現在の人口水準を維持できなくなるとされている。

第1次ベビーブーム（1947〜1949〔昭和22〜昭和24〕年）では4以上であったが、2005（平成17）年には1.26まで低下し、2017（平成29）年は1.43の水準となった。人口減少の要因は、晩婚化、未婚化とされている。

晩婚化を数値でみると、1970（昭和45）年は夫26.9歳、妻24.2歳、2015（平成27）年には夫31.1歳、妻29.4歳である。

生涯未婚率は、1970年には男性1.70％、女性3.34％だったが、2015年には男性23.37％、女性14.06％と推移した。

（3）人口構造の変化

人口ピラミッドとは、人口構成をグラフで表したもの。縦軸に年齢、

横軸に男女別の人口数や人口割合をとったグラフを示すことで、各国・地域の人口構成を表現している。三角形のピラミッド状の形になることからこう呼ばれる。しかし、日本をはじめとした先進諸国では医療の発達や少子化にともない三角形型にならず壺状になりつつある。

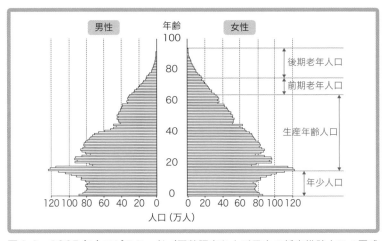

図 1-1　1965 年人口ピラミッド（国勢調査および日本の将来推計人口＜平成29 年推計＞を元に作成）

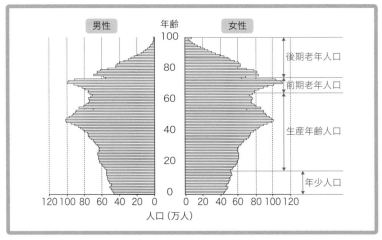

図 1-2　2020 年人口ピラミッド（国勢調査および日本の将来推計人口＜平成29 年推計＞を元に作成）

　わが国の 65 歳以上の高齢者人口は 3,459 万人、65 歳以上を男女別にみると、男性は 1,500 万人、女性は 1,959 万人で、性比（女性人口 100 人に対する男性人口）は 76.6、総人口に占める 65 歳以上人口の割合（高齢化率）は 27.3％である。

　前期高齢者とは、「65〜74 歳」の者をいい、1,768 万人、総人口に占める割合は 13.9％である。後期高齢者とは、「75 歳以上」の者をいい、1,691 万人、総人口に占める割合は 13.3％である。年少人口とは、15 歳未満の人口、生産年齢人口とは 15 歳以上 65 歳未満の人口をいう。将来推計では、少子高齢化に伴い、生産年齢人口の割合が減少傾向を示している。

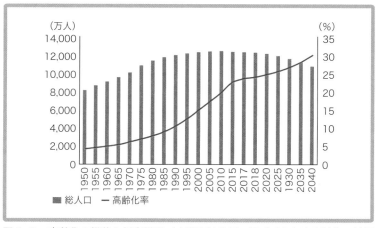

図 1-3　高齢化の推移と将来推計（内閣府統計局：平成 28 年度高齢化の状況及び高齢化社会対策の実施状況、2017 より作成）

2）家族と世帯の変化

（1）世帯の変化

　世帯とは、住居及び生計を共にする者の集まり、又は独立して住居

を維持し、もしくは独立して生計を営む単身者をいう。

　単独世帯とは、①住み込み又は寄宿舎等に居住する単独世帯：住み込みの店員、あるいは学校の寄宿舎・寮・会社等の独身寮に単身で入居している者、②その他の単独世帯 世帯員が一人だけの世帯であって、その世帯員の居住場所が①以外の者をいう。

　核家族世帯とは、①夫婦のみの世帯：世帯主とその配偶者のみで構成する世帯、②夫婦と未婚の子のみの世帯：夫婦と未婚の子のみで構成する世帯、③ひとり親と未婚の子のみの世帯：父親又は母親と未婚の子のみで構成する世帯をいう。三世代世帯とは、世帯主を中心とした直系三世代以上の世帯をいう。

　世帯人員は、1960（昭和35）年には、4.14人であったのが、2017（平成29）年には2.47人となり、世帯の小規模化が進行している。家族類型別世帯数の特徴として、1975（昭和50）年の単独世帯は18.2％、核家族世帯が58.7％、2017年は核家族世帯が60.7％、単独世帯が27.0％を占めるようになった。

3）家族の機能とライフスタイル

　家族とは、「絆を共有し、情緒的な親密さによって互いに結び付いた、しかも、家族であると自覚している、2人以上の成員」をいう。

　フリードマンが提唱する基本的な家族機能には、情緒機能、社会化と地位付与機能、ヘルスケア機能、生殖機能、経済的機能がある。

　看護が家族を対象とする理由として、①学習は家族の中で行われる、②健康問題が家族全体に影響する、③個人と家族は健康問題で影響しあう、④ヘルスケアは家族も対象に指導すると効果的、⑤家族の健康は社会における家族の存続に重要であることによる。

　ライフスタイルの変化として、生涯未婚率の変化がみられる。1970（昭和45）年は男性1.70％、女性3.34％であったが、2015（平成27）年は男性23.4％、女性14.1％と上昇している。2030（令

和12)年は男性で30％、女性は23％になることが見込まれている。また、共働き世帯と専業主婦世帯（男性雇用者と無業の妻からなる世帯）とを比べると、**1997（平成9）年にはすでに共働き世帯が専業主婦世帯の数を上回り**、その後もその差は拡大しつつある。

4）経済と雇用を取り巻く状況

（1）経済状況の変化

GDP（Gross Domestic Product：国内総生産）とは、生産された財やサービスの数量に市場価格を乗じて得られた総額のことである。

2008年のリーマンショック後、急速な景気の悪化があったが、2016年にはGDP額は547.4兆円と回復した。

GDPの経済成長率は、1960年代の高度成長期には年率10％を超える高い伸び率を示していた。しかし、1973（昭和48）年のオイルショックを契機にマイナス成長になり、その後3〜6％台の安定成長期が続いた。1990年代のバブル経済の崩壊後、経済成長率は3％以下であり、マイナス成長も含みながら20年以上低成長時代が続いている。

（2）産業構造の変化

産業構造とは、国民経済における各種産業の構成の状態をいう。第一次産業（自然から直接資源を採取する農業・林業・水産業）が占める割合は、1955年21.0％、2010年1.2％、第二次産業（自然界から採取した資源を加工する鉱工業・製造業・建設業等）が占める割合は、1955年36.8％、2015年24.9％、第三次産業（目に見えないサービスや情報等の生産を行う金融・保険・卸売り・小売り・サービス業・情報通信業等）が占める割合は、1955年42.2％、2015年73.9％であり、就業人口者数は第一次産業から第三次産業へ急激に

移動している。

（3）所得分配の状況の変化

　所得分配とは、生産活動によって生み出された国民所得が、それにかかわった経済主体に配られることである。

　ジニ係数とは、所得や資産の不平等あるいは格差をはかるための尺度の一つ。ジニ係数は0から1の間をとり、ジニ係数の値が大きいほど不平等の度合いが大きいことを表す。

　米国や日本では、1960年代から70年代にかけ、経済成長と平等化が同時進行していた。1980年代、規制緩和、市場優位の政策が定着し始めると、それまでと一変し、所得の不平等の拡大が見られるようになった。この不平等程度を測る尺度として用いられるのがジニ係数である。

（4）雇用状況の変化

　日本は、失業率の低い国であったが、バブル崩壊後の完全失業率は3％を上まわるようになった。2002〜2003年に5％台のピークを迎えた。その後、景気は回復し、完全失業率は低下し始め2007年には3.6％までに回復した。その後はリーマンショックの影響を受けた時期があったが、近年また低下傾向にあり、有効求人倍率は改善している。

（5）就業率の変化（令和元年5月）

　就業者数は6,732万人。前年同月に比べ34万人増加している。77か月連続の増加である。就業率は60.7％、前年同月に比べ0.4％上昇している。

　完全失業者は165万人であり、前年同月に比べ7万人（4.4％）増加している。完全失業率（季節調整値）は2.4％であり、前月と同率であった。

（6）年齢階級別・男女別労働力率

　女性 25〜29 歳の労働力率は、1978 年の 46.6％から 2018 年の 83.9％へと増加しているが、M字型雇用カーブ（出産や育児等による離職）は維持されている。男性の 1978〜2018 年における、25〜60 歳までの労働力率の変化はほとんどみられない。

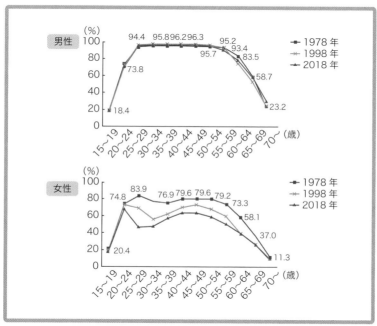

図 1-4 年齢階級別・男女別労働力率（総務省：国勢調査より）

5）近年の雇用問題

　近年、長時間労働による健康問題や過労死、非正規雇用労働者の待遇等が大きな社会問題となっており、ワーク・ライフ・バランスの必要性が見直され、働き方改革等、政府による取り組みが行われてきている。

（1）正規・非正規別雇用者数の推移

　非正規雇用は、1994（平成6）年から以降現在まで緩やかに増加（役員を除く雇用者全体の37.3％・2017〔平成29〕年平均）。なお、直近（2018〔平成30〕年2月時点）では、2,120万人（38.2％）となっている。

　正規雇用は、2014（平成26）年までの間に緩やかに減少していたが、2015（平成27）年に8年ぶりにプラスに転じ、3年連続で増加している。

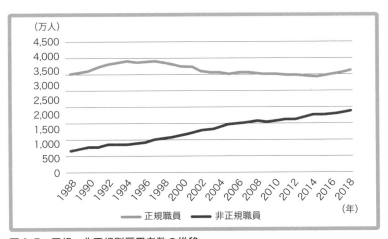

図1-5　正規・非正規別雇用者数の推移

（2）ワーク・ライフ・バランス

ワーク・ライフ・バランス（仕事と生活の調和）とは、働くすべての人々が、「仕事」と育児や介護、趣味や学習、休養、地域活動といった「仕事以外の生活」との調和をとり、その両方を充実させる働き方・生き方のことである。

2010（平成22）年に、「仕事と生活の調和（ワーク・ライフ・バランス）憲章」、「仕事と生活の調和推進のための行動指針」の改定案について、政府・労働者・使用者による合意が結ばれた。育児・介護休業制度の周知等、仕事と家庭の両立支援等に積極的に取り組み、社会全体としてワーク・ライフ・バランスを実現することを推進している。

（3）働き方改革

働き方改革とは、一億総活躍社会実現に向け、これまで当たり前だった日本企業の労働環境を大幅に見直す取り組みのことである。

「働き方改革」は政府の重要政策の1つに位置づけられ、多様な働き方を可能にする社会を目指している。

働き方改革実現会議が提出した「働き方改革を推進するための関係法律の整備に関する法律（働き方改革関連法）」が2019（平成31）年4月から施行された。この法律は、「長時間労働の是正」、「正規・非正規の不合理な処遇差の解消」、「多様な働き方の実現」を掲げている。

具体的な取り組みとして、以下のことが挙げられている。

①非正規雇用の待遇差改善

②長時間労働の是正

③柔軟な働き方ができる環境づくり

④ダイバーシティの推進

⑤賃金引き上げと労働生産性向上

⑥再就職支援と人材育成

⑦ハラスメント防止対策

２．都市部と地方の地域差

１）地域社会の変化

（１）人口移動：都市化、過疎化

　第二次大戦後、経済復興の中で人口の都市部への集中が起こった。それに伴い、地方では人口が都市部へ流出し過疎化が進んだ。

　関東は徐々に総人口は増加しているが、北海道、東北が徐々に減少している。九州・中部ブロックにおける変化はほとんどないが、近畿、中国ブロックが徐々に減少している。

（２）地域差

　人口が都市部へ集中している中、高齢化率も地域差が生じている。全国平均は 2017（平成 29）年は、27.7％であったが、「平成 30 年版高齢社会白書（全体版）」によれば、都道府県別高齢化率の上位 10 県（秋田、高知、島根、山口、徳島、山形、和歌山、愛媛、岩手、青森）は地方の県であり、下位 5 都県（滋賀、神奈川、愛知、東京、沖縄）は沖縄を除き、都市部の都県である。人口指標に伴い、所得水準の指標についても大きな地域差が生じている。

私たちの暮らしを守る社会保障・社会福祉

1．社会保障の理念と変遷

1）社会保障の目的・機能・体系

（1）社会保障の目的

　社会保障の目的は、「国民の生活の安定が損なわれた場合に、国民に健やかで安心できる生活を保障すること」である。（社会保障制度審議会＜社会保障将来像委員会第1次報告＞、1993年）

　生活困窮の原因である傷病や老齢、労働災害、失業等で生活が不安定になった時に、個人の責任や努力（自助）だけでは対応できないリスクに対し、医療保険（傷病）、労災保険（労働災害）、雇用保険（失業）、年金保険（退職）や社会福祉制度等法律に基づく公的な仕組みを活用して、健やかで安心な生活を保障する支えあいの仕組みが社会保障である。

　第2次世界大戦後の社会保障の目的は、貧困対策（救貧）であったが、現在の日本の社会保障の目的は、少子高齢化、疾病構造の変化（感染症→生活習慣病）、経済の不安定、格差社会といった時代の変化と共に、生活を豊かにすることを目指す（QOL：クオリティ・オブ・ライフ、生活・生命の質の向上）ものに変化している。

（2）社会保障の機能

　社会保障は、①所得再分配、②リスク分散、③社会の安定及び経済の安定・成長の機能を持つ。これらの機能を社会的なセーフティネッ

トという。

①所得再分配：経済的に豊かな個人や世帯の所得から、その一部を貧しい個人や世帯に移転させ、生活を助ける。（税金や保険料徴収による再分配等）

②リスク分散：個人の責任や努力（自助）だけでは対応できないリスク（老齢・失業・傷病・労働災害等）に対し、社会全体で支えて影響を小さくする。

③社会の安定及び経済の安定・成長：社会や経済の安定を図り、生活への不安を軽減する。

（3）社会保障の体系

1950（昭和25）年、社会福祉審議会による「社会保障制度に関する勧告」では、社会保障制度は、「社会保険」「社会福祉」「公的扶助（生活保護）」「公衆衛生」の4つの柱から成立すると定義している（**表2-1**）。

表 2-1　社会保障の 4 本柱

社会保険	傷病、障がい、老齢、労働災害、失業等、生活困窮をもたらすリスクに備え、みんなで保険料を出し合い、相互に支えあう制度。個人では負担できないその損失を集団で平均化する社会システムで、原則強制加入である	医療保険 年金保険 雇用保険 労災保険 介護保険
社会福祉	子ども・高齢者・障がい者等、ハンディキャップを抱える者や社会的弱者に対して、国や地方自治体が援助する制度	子ども・高齢者・障がい者等の福祉等
公的扶助 （生活保護）	生活困窮者に対する公的な救済制度で、「生活保護法」に基づく。国の責任において、最低限度の生活を保障し、自立を助ける所得保障制度	生活保護（生活・医療・住宅・教育・生業・出産・葬祭・介護扶助）
公衆衛生 （公的責任）	国民の健康増進、疾病予防を図る制度	保健サービス、環境衛生、学校・産業保健、感染症対策等

＊社会保障給付費の動向では年々増加し、その内訳は、年金＞医療＞社会福祉（介護）＞公的扶助（生活保護）＞雇用保険・労災保険が多い順である。

資料：社会保障費用統計（2015年度）、雇用保険事業年報（2016年度）、労働者災害補償保険事業年報（2016年度）、厚生労働省社会・援護局調べ（2014年度）

２）日本国憲法第 25 条と社会保障

　全ての国民は、「健康で文化的な最低限度の生活を営む権利」（日本国憲法第 25 条：国民の生存権）を有するが、個人の責任と努力（自助）だけでは対応できないリスクも多い（前述）。国民が相互に支えあい（共助）、国が公的な責任で必要な扶助（公助）を行い、国民の生存権を保障するのが社会保障である。

　・公衆衛生（公的責任）
　・日本国憲法第 25 条（国民の生存権・国の社会的使命）
　　　「すべて国民は、健康で文化的な最低限度の生活を営む権利を
　　　有する。国は、すべての生活部面について、社会福祉、社会保
　　　障及び公衆衛生の向上及び増進に努めなければならない」
　　　……国民の健康を守るための国の責務（義務）
　・健康の概念に基づく公衆衛生

【健康の概念】
WHO（世界保健機関）：1951（昭和 26）年官報掲載の訳
「健康とは、身体的にも精神的にも社会的にも良好な状態であり、
単に疾病または虚弱の存在しないことではない」

2．社会保障制度の動向

1）社会保障給付費

　2015（平成27）年度の社会保障給付費の総額は約114.9兆円であり、1950（昭和25）年度の集計開始以来の最高額である。対前年度伸び率は2.4％であり、社会保障給付費を国民1人あたりで見ると約90.4万円となる。対国内総生産比でみても増加を続け、2009（平成21）年度には20％を超えている。

　社会保障給付費の内訳を部門別にみると「年金」が約54.9兆円（47.8％）、「医療」が約37.7兆円（32.8％）、「福祉その他」が約22.2兆円（19.3％）であり、年金が約半分を占めている。また、社会保障財源の総額は、2015（平成27）年度に約123.2兆円であり、項目別にみると社会保険料が約66.9兆円、公費負担が約46.1兆円、他の収入が約10.2兆円であり、社会保障財源の半分以上を社会保険料が占めている[1]。

2）社会保障制度改革

　2000年代の半ばを過ぎたころから、急速な少子・高齢化の進行に加え、経済のグローバル化の進展、雇用環境の変化等を踏まえ、社会保障の強化の必要性が強く意識されるようになった[1]。そして、2011（平成23）年6月「社会保障・税一体改革成案」が取りまとめられた。

　そこでは社会保障の基本的考え方として「中規模・高機能な社会保障」の実現を目指すこと、改革の優先順位として、①子ども・子育て支援、若者雇用対策、②医療・介護等のサービス改革、③年金改革、④制度横断的な課題としての貧困・格差対策（重層的セーフティネット）、低所得者対策に取り組むこととされた[1]。

2012（平成24）年8月に成立した**社会保障改革推進法**に基づき、内閣に設置された「社会保障制度改革国民会議」によって、2013（平成25）年8月に報告書がまとめられた。さらにその報告書等に基づき「持続可能な社会保障制度の確立を図るための改革の推進に関する法律」が2013（平成25）年12月に成立している。

増加し続ける社会保障給付に要する公費負担の費用は消費税収を主要な財源としており、消費税率は2014（平成26）年4月に8％、2019（令和元）年10月に10％へと2段階で引き上げられる[2]。

2018（平成30）年4月、経済財政諮問会議において厚生労働大臣から「2040年を見据えた社会保障改革の課題」に題する資料が提示された。そこでは、一体改革関連の社会保障の制度改革は2019（令和元）年10月の消費税率引上げで完了するとし、今後数年は、団塊の世代が75歳に入り始める2022年以降に向けて、持続可能な経済財政の基盤固めに向けた構造改革を進めるにあたり重要な期間であるとの認識を示した。

さらに、現役人口が急速に減少する一方で高齢者数がピークを迎える2040年頃を見据え、社会保障給付や負担の姿を幅広く共有することが重要との認識を示した[1]。そして社会保障の持続的な可能性の確保も図りつつ、新たな局面に対応するため、2つの政策課題があるとした。

1つは現役世代の人口が急減する中での社会の活力の維持向上を図ることであり、もう1つは労働力の制約が強まる中での医療・介護サービスを確保することである。具体的方向性として、健康寿命の3年の延伸、医療・介護サービスの生産性の向上をいずれも2040年を目標に置いている。なお同年5月の経済財政諮問会議では、政府から「2040年を見据えた社会保障の将来見通し」が示されている[1]。

3）社会保障・税番号（マイナンバー）制度

　マイナンバーは、日本に住民票を有するすべての者（外国人も含まれている）が持つ 12 桁の個人番号のことである。社会保障、税、災害対策の 3 分野で、個人の情報の特定を確実かつ迅速に行い、行政手続き等が正確にスムーズになること目指した制度で 2016（平成 28）年から行政手続きでの利用開始となっている[3]。

引用文献

1）厚生労働統計協会：国民衛生の動向・厚生の指標　増刊・第 65 巻第 9 号　通巻第 1021 号，
　　pp15-21，厚生労働統計協会，2018．
2）内閣官房：社会保障改革．
　　http://www.cas.go.jp/jp/seisaku/syakaihosyou/houan.html　（2020.10.14 閲覧）
3）内閣府：マイナンバー制度について．
　　https://www.cao.go.jp/bangouseido/seido/index.html　（2020.10.14 閲覧）

3．社会保険の理念と変遷

1）社会保険の目的・機能

　社会保険とは、法令に基づき、事前に納めている保険料を財源として、被保険者に**保険事故（傷病、出産、老齢、障害、失業、介護等）**が起きた場合には、保険者から一定の給付を受ける権利を有するという公的な仕組みである。**社会保険は「防貧」機能に留まらず、国民生活の安定化や所得再分配（市場機構によって決定される所得の高い者から、所得の低い者へ所得を移転させて、分配し直すこと）を目的とする社会保障の体系の上位に位置づけられている。**

　これらの目的のために、社会保険の仕組みの特徴として、法令に基づき保険者である国や地方自治体、法人等が運営し、**強制加入**が原則である。保険料は定額ではなく、**所得に応じて負担する仕組み**となっている。また、国民が納めている保険料を軽減するために、社会保険の費用は一部公費（国・都道府県・市区町村）負担がされている。

　社会保険の種類は、**表2-2**のように大きく5つに分類される。

①**医療保険（傷病、出産、死亡に対する給付）**（詳細は第4章参照）

　公的な医療保険制度は、被用者保険・国民健康保険・後期高齢者医療制度の3つに大別される。

②**公的年金保険（老齢、障害、遺族給付）**（詳細は第6章参照）

　公的年金には、国民年金と厚生年金があり、国が加入を義務づけている。公的年金は、老齢年金・障害年金・遺族年金の3つで構成されている。

③**労災保険（業務災害、通勤災害の給付）**（第6章参照）

④**雇用保険（失業給付、失業を予防するための高齢・育児・介護時の給付）**（第6章参照）

⑤**介護保険（介護状態等になった際の給付）**（第5章参照）

表2-2　社会保険の種類

種類	制度			保険者	被保険者
医療保険	被用者保険	健康保険	健康保険組合	各健康保険組合	健康保険の適用事業所(主に大手事業所)の労働者
			全国健康保険協会管掌健康保険	全国健康保険協会(協会けんぽ)	健康保険組合がない事業所(主に中小企業所)の労働者
		船員保険			船員
		共済組合		各種共済組合	公務員、私立学校教職員等
	国民健康保険			市町村	上記以外の自営業者、専業主婦等、および厚生年金保険等の被用者年金に一定期間加入し、老齢年金給付を受けている65歳未満の者
	後期高齢者医療制度			後期高齢者医療広域連合	75歳以上の者、および65〜74歳で一定の障害の状態にあることにつき、後期高齢医療広域連合の認定を受けた者
公的年金	国民年金保険			厚生労働省	20歳以上60歳未満のすべての国民
	厚生年金保険			厚生労働省	常時従業員を使用するすべての法人、常時5人以上の従業員を使用する事業所に雇われている70歳未満の者、従業員501人以上の企業で労働時間が週20時間以上の者、公務員・私立学校教職員等
労働者災害補償保険(労災保険)				厚生労働省	事業主が労働者災害補償保険に加入している事業所に雇われている労働者
雇用保険				厚生労働省	事業主が雇用保険に加入している事業所に雇われている労働者
介護保険				市町村	40歳以上65歳未満の医療保険加入者及び65歳以上の者

(福田素生：社会保障・社会福祉, 医学書院, 2018を参照にし筆者作成)

2）国民皆保険・皆年金

　日本の**国民皆保険制度**は、第二次世界大戦前より展開の基礎が作られていた。しかし戦後も、農林水産業従事者や自営業者、零細企業従業員を中心に国民の約3分の1が依然として無保険者であったため、社会保障の充実の要望が高まった。そして、**1958（昭和33）年に国民健康保険法、1959（昭和34）年に国民年金法が制定され、1961（昭和36）年に世界に誇るべき国民皆年金皆保険が達成され**、全ての国民が公的医療保険や年金による保障を受けられる制度となった。

　この「**国民皆保険・皆年金**」を中核として、**雇用保険、社会福祉、生活保護、介護保険等の諸制度が組み合わさって、日本の社会保障制度は構築**されてきた。

　現在、わが国においては、職域または地域を基盤にした公的な医療保険制度により、生活保護受給者を除くすべての国民が、なんらかの公的医療保険制度の対象となる国民皆保険体制をとっている。なお、**生活保護**の被保護者は、公的医療保険制度としてではなく、**生活保護制度の医療扶助**として医療サービスを受けることができる仕組みとなっている。

　年金保険には、**私的年金**（個人や企業が任意で加入）と**公的年金**がある。公的年金は、国民に加入が義務づけられており、国民年金保険と厚生年金保険がある。**国民皆年金制度**は、経済不況期においても継続的に一定の額の現金が支給され、高齢者等の生活を安定させるだけでなく、消費活動の下支えを通じて経済社会の安定に寄与している。

　しかし、**近年、就業構造の多様化に伴い、非典型労働者（非正規雇用者や、自営業者等雇用されずに働く者を含む）が増加しており、年金の未納者が増加中**である。非典型労働者に対して厚生年金の適用を拡大することが、年金未納者問題の根本的な対策である。このようななか、2010（平成22）年より社会保険庁から改編された日本年金機構が、より効率的な事業運営を求められるようになった。

社会保険制度は給付と負担の関係が明確で、権利性、普遍性という観点からメリットがあり、日本の社会保障は社会保険制度を中心に拡充されてきた。戦後の衛生水準の向上、栄養の改善等に加え、国民皆保険の実現及びその後の給付の拡大による受療率の伸長もあって、死亡率が低下し、平均寿命は世界最高水準になった。

年金の給付額も当初は低かったが、改善を重ねるとともに、物価スライド制の導入によりオイルショック等のインフレ時も実質的な給付の維持が可能となった。また、賃金スライドにより経済成長の成果を高齢者にも及ぼすことができた。

こうした公的年金制度の成熟により高齢者世帯の家計が支えられ、高齢者世帯の経済状況は改善されてきた。また、介護保険制度は社会保険方式の採用により社会全体で介護を支える新たな仕組みとして創設され、利用者の選択により保健、医療、福祉にわたる介護サービスが総合的に利用できるようになり、受給者数は増加していった。

社会保険制度と「自助」「共助」「公助」のイメージを表 2-3 に示した。「国民皆保険・皆年金」は、日本国憲法第 25 条に定められた規定に基づき、社会全体の責任として国民の「健康で文化的な最低限度の生活」を保障しようとするものである。

表 2-3　社会保険制度と「自助」「共助」「公助」のイメージ図

社会保障制度は、概ね、共助が防貧を、公助が救貧を負担

分類	担い手	対応制度						制度の役割
		社会保険制度					生活保護制度	
		医療	年金	労災	雇用	介護		
自助	本人	−	−	−	−	−	−	−
共助	各保険者	公的医療保険	公的年金	労災保険	雇用保険	介護保険	−	防貧
公助	行政	−	−	−	−	−	生活扶助・医療扶助等	救貧

（内閣府：平成 24 年度年次経済財政報告，2012）

参考文献

・厚生労働省：厚生労働白書，平成 30 年版．2018．
・福田素生，他：≪系統看護学講座 専門基礎分野≫ 健康支援と社会保障制度③ 社会保障・社会福祉
　（第 19 版）．医学書院．2018．
・内閣府：平成 24 年度　年次経済財政報告（経済財政白書）第 3 章　グローバル化・人口減少時代
　の財政の在り方 300-301．平成 24 年 7 月．(2020 年 10 月 14 日閲覧)https://www5.cao.go.jp/
　j-j/wp/wp-je12/pdf/p03032_1.pdf

4.　社会福祉の理念と歴史

1）社会福祉の目的・機能

（1）社会福祉とは

　抽象的には、すべての人々が人生の諸段階を通じ**幸せな生活を送る**ことができるようにする**社会的施策**を意味する。

　国家扶助の適用を受けている者、**身体障害者、児童、その他**援護育成を要する者が、自立してその能力を発揮できるよう、必要な**生活指導、更生補導、**その他の**援護育成**を行うこと。

（2）措置制度と利用契約制度

【措置（委託）制度】

・高齢者や障害者等に対する**福祉サービスの提供**は、**国の責任**で、**国の機関により実施**する。国は、福祉サービスが必要な者か否かを認定して、**施設**への入所措置を取る。
・**福祉事務所**または**市町村**が、国の機関として**事務を実施**する。この事務については、通達で細かく決められ、**全国一律に実施**される。
・措置事務に**必要な経費**は、国が **8 割負担**、地方自治体が **2 割負担**。

・入所させる施設は、本来は地方自治体の施設が望ましいが、社会福祉法人が設置運営している施設には、行政が高齢者等の入所措置を委託することができる。

（3）利用契約制度

　サービスの提供は、利用者との関係において行政が独占的に決定し、行政が自らサービスを提供するか、社会福祉法人等の事業者にサービスの提供を委託する。サービスの提供に要する費用は、全額が委託費として行政から事業者に支払われ、利用者の自己負担は、その負担能力に応じて行政が徴収する。（応能負担）⇔応益負担

2）利用者の保護

（1）権利擁護

　サービス利用者に対する権利侵害を排除し、利用者本人の意思を可能な限り汲み取って、その権利行使を支援するための諸制度とそれに基づく一連の取り組み。

【成年後見制度】
・認知症、知的障害、精神障害等により判断能力が不十分な人の判断能力の不足を補い、本人の保護と権利擁護を図るための法律上の制度である。
・民法に規定された法定後見制度（後見・保佐・補助）と任意後見契約に関する法律に基づく任意後見制度がある。

【任意後見制度】
　判断能力が十分にあった者（本人）が、判断能力が不十分になった場合に備えて、あらかじめ自分の望む任意後見人となる者を選任して

おき、判断能力が低下した段階で、財産管理や身上監護等の援助を行う制度である。

【法定後見制度（後見・保佐・補助)】
　本人の判断能力の低下の程度や保護の必要性の程度に応じて、**後見（重度）、保佐（中度）、補助（軽度）** の３類型がある。
　①後見：精神上の障害（認知症、知的障害、精神障害、自閉症、事故による脳の損傷または脳の疾患に起因する精神的な障害）により**判断能力**（物事の状況や結果等を理解でき、自ら有効な意思表示ができる能力）**を欠く常況**にある人。
　②保佐：精神上の障害により判断能力が**著しく不十分**な人。
　③補助：軽度の障害により、判断能力が**不十分**な人。

社会福祉の関係機関・団体・活動者

1. 社会福祉の関係機関と実施体制

（1）厚生労働省（国）

　社会・援護局は社会福祉全般や生活保護を担当、子ども家庭局は児童家庭福祉等を担当、老健局は介護等高齢者福祉を担当、制度の企画・立案、統一的な基準の作成を行う。

（2）都道府県（指定都市：50万人以上・中核市：20万人以上）

　要保護児童の福祉や郡部の生活保護等を直接担当、市町村の支援、人材の養成・確保や施設等の基盤整備に携わる。

（3）市町村

　福祉サービスの直接の実施決定、介護保険の保険者、介護保険の運営・管理を行う。

（4）福祉事務所（都道府県・市町村）

　生活保護の実施等、特別養護老人ホームへの入所事務等、助産施設・母子生活支援施設・保育所への入所事務等、母子家庭等の相談・調査・指導等、高齢者福祉サービスに関する広域的調整等を行う。

（5）児童相談所（児童福祉）

　児童福祉施設の入所事務、児童相談・調査・判定・指導等、一時保護、里親/保護受託者委託を行う。

（6）家庭児童相談所（児童福祉）

福祉事務所に設置することができる。市町村において、児童や妊産婦の実態調査、相談対応、助産や母子保護等を行う。

（7）保健所

都道府県、指定都市、中核市、政令で定める市、特別区等に設置され、公衆衛生・地域保健活動の企画や調整、市町村への技術指導等を行う。

（8）婦人相談所（DV（ドメスティック・バイオレンス）対応）

要保護女子および暴力被害女性の相談・判定・調査・指導等、一時保護を行う。

（9）配偶者暴力相談センター（DV対応）

被害者の相談、医学的・心理学的指導を行っている。民間団体と連携して、就業の促進、住宅の確保、援護等に関する制度の利用、情報提供、助言、連絡調整を行う。緊急時は被害者やその家族の一時保護を行う。

（10）身体障害者更生相談所

障害者支援施設への入所調整、身体障害者への相談・判定・指導を行う。

（11）知的障害者更生相談所

障害者支援施設への入所調整、知的障害者への相談・判定・指導を行う。

（12）地域包括支援センター

地域住民の保健・福祉・医療の向上、虐待防止、介護予防マネジメント等を総合的に実施する。

参考文献

・福田素生，他：≪系統看護学講座 専門基礎分野≫ 健康支援と社会保障制度③ 社会保障・社会福祉（第19版），pp12-27，医学書院，2018．
・増田雅暢，他：≪厚生の指標 増刊≫ 国民の福祉と介護の動向 2018/2019．Vol.65，No.10，pp62-77，pp235-260，厚生労働統計協会，2018．
・守本とも子，監：2019年 出題傾向がみえる健康支援と社会保障制度．pp50-53，ピラールプレス，2018．

2．社会福祉施設

社会福祉事業とは、社会福祉法第2条に定められた事業で、第1種社会福祉事業（主として入所施設サービス）及び第2種社会福祉事業（主として在宅サービス）がある。

第1種社会福祉事業と第2種社会福祉事業の違いは、第1種社会福祉事業のほうが社会的養護の支援の必要性が高い入所施設の事業であり、運営主体が制限されており、国、地方自治体、社会福祉法人しか運営ができない。それに対して、第2種社会福祉事業には、特に運営主体の制限はなく、株式会社やNPO法人が参入可能である。

社会福祉施設は、老人、児童、心身障害者、生活困窮者等、社会生活を営む上で、様々なサービスを必要としている者を援護、育成し、または更生のための各種治療訓練等を行い、これら要援護者の福祉増進を図ることを目的としている。

社会福祉施設には大別して老人福祉施設、障害者支援施設、保護施

設、婦人保護施設、児童福祉施設、その他の施設がある。

　施設サービスにおける施設は、入所施設、通所施設、利用施設の3つに分類される。

　入所施設は、生活の本拠となる施設であり、衣食住のサービスに加え、介護、生活指導等のサービスが提供される。**入所施設には、特別養護老人ホームや児童養護施設が含まれ、社会福祉法第1種社会福祉事業とされている。**

　通所施設は、自宅で生活しながら定期的に通う施設で、保育所、障害者の通所施設、高齢者のデイサービスセンター等がある。

　利用施設は、対象となっている人なら、だれでも随時利用できる施設で、児童館、老人福祉センター等がある。

　在宅サービスには、ホームヘルプサービス、デイサービス、ショートステイの3種類がある。わが国では、**地域包括ケアシステムの構築**に向け、ようやく、**脱施設化が進みつつあり、障害者や高齢者が住み慣れた地域で生活できるよう、在宅サービスの整備が重要な課題となっている。**

　社会福祉施設の整備、運用に関する費用は、国及び地方公共団体の補助金等により賄われている。なお、**入所施設の場合は、入所者またはその扶養義務者に負担能力のある場合には、その能力に応じて費用の全部または一部を徴収する**こととなっている。

参考文献

・福田素生, 他：≪系統看護学講座 専門基礎≫ 健康支援と社会保障制度③ 社会保障・社会福祉（第19版）. 医学書院, 2018.
・厚生労働省：平成29年社会福祉施設等調査の概況　調査の概要.
　https://www.mhlw.go.jp/toukei/saikin/hw/fukushi/17/dl/tyosa.pdf　（2020.10.14 閲覧）
・厚生労働省：社会福祉施設の整備・運営.
　https://www.mhlw.go.jp/stf/seisakunitsuite/bunya/hukushi_kaigo/seikatsuhogo/shakai-fukushi-shisetsu1/index.html(2020.10.14 閲覧）

表 3-1　法的根拠に基づく社会福祉施設の分類

法的根拠	第1種社会福祉事業	第2種社会福祉事業
生活保護法	救護施設 更生施設	
児童福祉法	乳児院 母子生活支援施設 児童養護施設 障害児入所施設 児童自立支援施設	助産施設 保育所 児童厚生施設 児童家庭支援センター 保育所型認定こども園 児童発達支援事業所 放課後等デイサービス事業所 保育所等訪問支援事業所 障害児相談支援事業所 小規模保育事業所A型、B型、C型
認定こども園法		幼保連携型認定こども園
老人福祉法	養護老人ホーム 特別養護老人ホーム 軽費老人ホーム	老人福祉センター 老人居宅介護支援事業所 老人デイサービスセンター 老人短期入所施設 小規模多機能型居宅介護事業所 認知症対応型老人共同生活介護事業所 複合型サービス福祉事業所 老人介護支援センター
障害者総合支援法	障害者支援施設	地域活動支援センター 福祉ホーム
売春防止法	婦人保護施設	
身体障害者福祉法		身体障害者福祉センター 補装具制作施設 盲導犬訓練施設 視聴覚障害者情報提供施設
母子及び父子並びに寡婦福祉法		母子・父子福祉センター 母子・父子休養ホーム

（厚生労働省：平成29年社会福祉施設等調査）

3

社会福祉の関係機関・団体・活動者

1）民生委員・児童委員とは

　民生委員は、民生委員法に基づき、厚生労働大臣から委嘱された非常勤の特別職となる地方公務員であるが、無報酬のボランティアとして活動している（任期は3年、再任可）。また、民生委員は児童福祉法に定める児童委員を兼ねることとされている。

　民生委員・児童委員は、市町村ごとに設置される民生委員推薦会による選考等、公正な手続きを経て推薦、委嘱がなされている。民生委員・児童委員制度は全国統一の制度であり、すべての市町村において、一定の基準に従いその定数（人数）が定められ、全国で約23万人が活動している[1]。

　民生委員法第1条に「民生委員は、社会奉仕の精神をもつて、常に住民の立場に立つて相談に応じ、及び必要な援助を行い、もつて社会福祉の増進に努めるものとする」と定められている[2]。

　民生委員の職務は、①住民の生活状態を必要に応じ適切に把握しておくこと、②援助を必要とする者がその有する能力に応じ自立した日常生活を営むことができるように生活に関する相談に応じ、助言その他の援助を行うこと、③援助を必要とする者が福祉サービスを適切に利用するために必要な情報の提供その他の援助を行うこと、④社会福祉を目的とする事業を経営する者又は社会福祉に関する活動を行う者と密接に連携し、その事業又は活動を支援すること、⑤社会福祉法に定める福祉に関する事務所その他の関係行政機関の業務に協力すること、と民生委員法第14条に定められている[2]。

　また、児童福祉法第16条に「市町村の区域に児童委員を置く」と定められている。児童委員の職務は、①児童及び妊産婦につき、その生活及び取り巻く環境の状況を適切に把握しておくこと、②児童及び

妊産婦につき、その保護、保健その他福祉に関し、サービスを適切に利用するために必要な情報の提供その他の援助及び指導を行うこと、③児童及び妊産婦に係る社会福祉を目的とする事業を経営する者又は児童の健やかな育成に関する活動を行う者と密接に連携し、その事業又は活動を支援すること、④児童福祉司又は福祉事務所の社会福祉主事の行う職務に協力すること、⑤児童の健やかな育成に関する気運の醸成に努めること、⑥前各号に掲げるもののほか、必要に応じて、児童及び妊産婦の福祉の増進を図るための活動を行うこと、と児童福祉法第 17 条に定められている[3]。

　民生委員・児童委員は、自らも地域住民の一員として、それぞれが担当する区域において、住民の生活上のさまざまな相談に応じ、行政をはじめ適切な支援やサービスへの「つなぎ役」としての役割を果たすとともに、高齢者や障害者世帯の見守りや安否確認、子どもや子育てに関する支援等にも重要な役割を果たしている。民生委員・児童委員の活動は、地域住民との信頼関係を基盤として成立するものであり、民生委員には民生委員法に基づき守秘義務が課されているとともに、基本的人権の尊重や政治的中立性等が重視されている[1]。

　なお、民生委員・児童委員の一部は厚生労働大臣により「主任児童委員」に指名されている。主任児童委員は、子どもや子育てに関する支援を専門に担当する民生委員・児童委員である。それぞれの市町村にあって担当区域を持たず、区域担当の民生委員・児童委員と連携しながら子育ての支援や児童健全育成活動等に取り組んでいる[1]。

参考ホームページ

1) 全国民生委員児童委員連合会：民生委員・児童委員の基本姿勢、基本的性格、活動の原則.
　https://www2.shakyo.or.jp/zenminjiren/shisei/（2020.10.15 閲覧）
2) 厚生労働省：民生委員法.
　https://www.mhlw.go.jp/bunya/seikatsuhogo/minseiiin01/02a.html（2020.10.15 閲覧）
3) 厚生労働省：児童福祉法.
　https://www.mhlw.go.jp/bunya/seikatsuhogo/minseiiin01/02b.html（2020.10.15 閲覧）

２）社会福祉協議会（社協）

　社会福祉協議会は、「社協」の略称で知られ、1951（昭和26）年に制定された社会福祉事業法（現在の「社会福祉法」）に基づき、設置された民間の社会福祉活動を推進することを目的とした非営利の民間組織。社会福祉協議会は、社会福祉を目的とする事業の企画および実施、社会福祉に関する活動への住民の参加のための援助、社会福祉を目的とする事業に関する調査・普及・宣伝・連絡・調整および助成等以下、福祉の向上に向けて様々な活動を行っている。

（１）全国社会福祉協議会（全社協）

　都道府県社会福祉協議会の連合会として、全国段階の社会福祉協議会として設置されている。社会福祉法人全国社会福祉協議会のホームページ（https://www.shakyo.or.jp/index.html）には、法人の概要として『「社会福祉協議会（社協）」は、社会福祉法に基づきすべての都道府県・市町村に設置され、地域住民や社会福祉関係者の参加により、地域の福祉推進の中核としての役割を担い、さまざまな活動を行っている非営利の民間組織です。全国社会福祉協議会（全社協）は、これら社協の中央組織として、全国各地の社協とのネットワークにより、福祉サービス利用者や社会福祉関係者の連絡・調整や活動支援、各種制度の改善への取り組みなど、わが国社会福祉の増進に努めています』と記載され、事業を通じて国内外の社会福祉の増進に努めている。

【主な事業】
- ・全国の福祉関係者や福祉施設等事業者の連絡・調整（全国の民生委員・児童委員の活動支援等）
- ・社会福祉の様々な制度改善に向けた取り組み
- ・福祉サービス利用者の権利擁護のための取り組みへの推進

・社会福祉に関する図書・雑誌の刊行

・福祉に関わる人材の養成・研修

・アジア各国の社会福祉への支援等、福祉分野の国際交流　等

（2）都道府県・指定都市社会福祉協議会

　都道府県社会福祉協議会（都道府県社協）は、**都道府県域**での地域福祉の充実をめざした活動を実施、指定都市では指定都市社会福祉協議会が**市内の区社会福祉協議会と連携を図りつつ、都道府県社会福祉協議会に準じた活動**を行う。

【主な事業】

・福祉サービス利用者の**権利擁護**のための取り組み：認知症や知的障害、精神障害等によって自身の判断能力に不安のある対象に福祉サービスの利用援助や日常的な金銭の管理等を行う「日常生活自立支援事業」を市区町村社会福祉協議会と連携して実施。また福祉サービスに関する苦情の相談を受け付け、中立の立場から助言、あっせん等を行うことによって問題の解決を図るために「運営適正化委員会」を設置している。

・福祉サービスの第三者評価事業：福祉サービスの質の向上を図ることを通じてサービスを利用する対象の安心と満足を実現するための事業

・経済的な支援を必要とする対象には、生活や就業等に必要な資金（生活福祉資金）を低利で貸し付けている：各種貸付制度

・福祉関係者に対する専門的な研修事業の実施

・**市区町村社会福祉協議会のボランティアセンターとの連携によるボランティア活動の振興**（災害時には必要に応じて災害時ボランティアセンターの立ち上げ等被災地支援にも取り組み、ボランティア活動中の事故等に備え、「ボランティア活動保険」の団体契約事業を実施）

・福祉への理解をすすめるために小中高校における福祉教育の推進
・「福祉人材センター」における福祉の仕事に関する求人・求職、
　情報の提供　等

（3）市区町村社会福祉協議会（市区町村社協）

　地域住民や社会福祉の関係者等の参加・協力により組織され、活動するという大きな特徴があり、「民間団体としての自主性」と「広く住民や社会福祉関係者に支えられた公共性」という2つの側面をあわせもつ。地域の様々な社会資源とのネットワークを有し、多くの人々との協働を通じて、最も住民に身近な地域の最前線で活動し、地域の福祉活動の拠点としての役割を果たす。

【主な事業】
・高齢者や障害者の在宅生活を支援するため、ホームヘルプサービス（訪問介護）や配食サービスをはじめ、様々な福祉サービスを実施
・多様な福祉ニーズに応えるため、それぞれの社協が地域の特性を踏まえ、創意工夫をこらした独自の事業に取り組む
・高齢者や障害者、子育て中の親子が気軽に集える「サロン活動」を実施
・ボランティアセンター：ボランティア活動に関する相談や活動先の紹介
・小中高校における福祉教育の支援　等

参考文献

・全国社会福祉協議会：https://www.shakyo.or.jp/index.html

3）ボランティア

　ボランティアとは、諸説あるが、ラテン語の "voluntas（意志）" が語源と言われている。

　全国社会福祉協議会地域福祉部/全国ボランティア・市民活動センターのホームページ（https://www.zcwvc.net/ボランティア-市民活動とは-1/ボランティアを知ろう/）によると、以下のとおりである。

- **自分の意志で行う**
- 自分のためでない
- さまざまなことが得られる
- すでにある仕組みや発想を超えられる

　ボランティアは、「無償」のイメージがあるが、最近では有償ボランティアもある。有償という実費弁償の例としては、活動先に赴く交通費、必要な材料費、活動中の食費・Tシャツの提供等がある。しかし労災保険（労働者でないため）、ボランティア保険（ボランティアではないため）も効かないため、ボランティアを行う人やボランティアを受け入れる団体にとってもリスクが高いことが考えられる（**ただし行政から委嘱された活動の場合、無償の活動である場合、または交通費や昼食代等の実費弁償のために費用が支給されることが規定に明記されている場合は、ボランティア保険の対象としている**）。

　本来は無償の活動であり、ボランティアは**自発的な意思**で行うため、「**互助**」である。

　現在の日本の課題である災害、子ども・高齢者・障がい者虐待予防、孤立化等の対策としても、平常時から近隣のボランティアの育成が必要である。

　近年厚生労働省は、地域包括ケアシステムが効果的に機能するために「**自助、互助、共助、公助**」の４つが必要で、それぞれが深く関連しているとしている（表3-2）。

「自助」は自分で自分のことをするセルフケアを含み、「公助」は税による負担での公的な支援、「互助」と「共助」は、どちらも相互に支え合うという意味であるが、費用負担が制度的に裏づけられていない自発的なものが「互助」で、制度的なものが「共助」である。

　「互助」には、上記のとおりボランティア活動や住民組織の活動を含み、「共助」には被保険者が保険料を支払って支え合う社会保険制度、例えば介護保険による介護サービス等が含まれる。

表 3-2　自助・互助・共助・公助

自 助	自分自身で自分の生活課題を解決し、自らの責任と努力によって生活すること。
互 助	相互に支え合うという意味であるが、費用負担が制度的に裏づけられていない**自発的**なもの。例：ボランティア、自治会、育児サークル等
共 助	相互に支え合うという意味で、**制度化**されたもの。例：医療保険、年金、介護保険、雇用保険等の社会保険制度等
公 助	自助・互助・共助では対応できないこと(困窮等)に対して**公費によって(税金を使って行う)**最終的に必要な**生活保障**を行うこと。例：公的扶助(生活保護)や社会福祉等

参考文献

・厚生労働省：地域包括ケアシステムの 5 つの構成要素と「自助・互助・共助・公助」(平成 25 年 3 月地域包括ケア研究会報告書より).

医療保障

1. 医療保障の概要

　日本の社会保障制度は、日本国憲法第 25 条に定められた規定に基づき、社会全体の責任として国民の「健康で文化的な最低限度の生活」を保障するもので、「社会保険」、「公的扶助」、「社会福祉」、「公衆衛生および医療」の 4 つの柱で成り立っている[1]。

　この 4 つの柱の 1 つである社会保険とは、医療保険、年金保険、雇用保険、労災保険、介護保険（2000〔平成 12〕年から導入）の 5 つをまとめた総称である。

　医療保険は労務災害以外の病気・ケガ等の際の医療サービスやかかった費用を補償するもので、第 2 節でその概要をまとめている。年金保険は老後の生活の安定のため、雇用保険は失業時に備えて、労災保険は労務災害による病気・ケガ・死亡に、介護保険は老化に伴い介護が必要になったときに、国民の生活を保障する目的で設けられた公的な保険制度である。これらは国や地方公共団体等の公的機関が運営し、被保険者が支払う保険料や国庫負担金等によって運営費用がまかなわれている。

　社会保険は国民が相互に助け合うという相互扶助の理念による制度であるため、対象となる国民は社会保険に加入して保険料を負担する義務がある。保険料を支払い、病気等になったときに医療の給付を受け、生活が困難となった場合に、サービスの現物が支給される（現物給付）仕組みとなっている。

　わが国の医療保険制度の特徴としては、①国民すべてが何らかの医療保険に加入することが義務づけられており、これを「国民皆保険制

度」という。生活保護を受けている者等を除いて、1961（昭和36）年に国民皆保険体制が整い、日本国民は誰もが何らかの医療保険に加入している。

　次に、②健康保険証があれば日本のどこでも自由に医療機関を選んで診療を受けることができる（これをフリーアクセスという）。その際には、③患者はかかった医療費の自己負担額（原則1割〜3割）を窓口で支払い、残りは自分が加入する医療保険から支払われる仕組みとなっている（**図4-1、表4-1**）。さらに、④社会保険方式を主軸として公費を投入していること等が挙げられる[2)]。

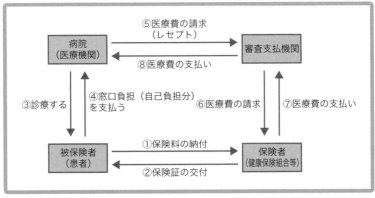

図4-1　医療保険システム

（厚生労働省：「我が国の医療保険について」をもとに筆者作成）

表4-1　医療費自己負担割合

	年齢	受診の際の自己負担	
後期高齢者	75歳以上	1割	現役並み所得者3割
前期高齢者	70歳〜75歳未満	2割	
	65歳〜70歳未満	3割	
生産年齢	義務教育就学後〜65歳未満	3割	
年少者	0歳〜義務教育就学前	2割	

（厚生労働省：「我が国の医療保険について」をもとに筆者作成）

健康保険法（1922〔大正11〕年）は、健康保険に関する基本的法律で、労働者やその被扶養者が、業務災害以外のケガや病気・死亡や出産した場合に行う保険給付について定めているもので、被保険者・被扶養者が、安定した生活を送れるようにすることを目的とする公的医療保険制度の基幹をなすものである[3]。

　基本的に医療の給付は現物給付であるが、一部現金給付も行われている。疾病・負傷・死亡・分娩等に対して、保険者が保険給付を行い、被保険者が保険料を支払い、医療が必要になったときに医療サービスを受けるという仕組みとなっている。

2. 医療保険制度

　医療保障の中心である公的医療保険制度は、被用者保険、国民健康保険、75歳以上の後期高齢者医療制度の3つに大別される（**表4-2**）。

1）被用者保険

　被用者（サラリーマン）とその扶養家族が加入する被用者保険は、原則として事業主が保険料の半額を負担している。中小企業のサラリーマンを対象とする全国健康保険協会管掌健康保険（協会けんぽ）、大企業のサラリーマンを対象とする組合管掌健康保険（組合健保）、国家公務員、地方公務員、教職員等が加入する各種共済組合、船員が加入する船員保険等があり、これら協会けんぽ・組合健保・各共済を合わせて、被用者保険（もしくは職域保険）という。

　被用者保険は原則世帯単位となっており、被保険者の扶養家族は、保険料を負担することはなく、被保険者の加入する保険から必要な給付が受けられる。

２）国民健康保険

　国民健康保険は、被用者保険の加入者とその扶養家族、生活保護受給者を除いた全ての人が対象となる（**表4-2**）。加えて開業医や、薬剤師、弁護士、土木建築業従事者等がそれぞれの職種ごとに設立された国民健康保険組合（国保組合）等があり、それらを併せて地域保険という。

　これまで国民健康保険は市町村国保とも呼ばれ、各市町村が保険者となって運営してきたが、2018（平成30）年4月から、都道府県が加わり市町村と都道府県が共同保険者となって運営することになった。

　国民健康保険は、健康保険とは異なり世帯主もその家族も個人として加入する。ただし、保険料は世帯全員分を世帯主がまとめて納付する義務がある[4]。

表 4-2　医療保険制度の概要

			被保険者	保険者
被用者保険（職域保険）	健康保険	協会けんぽ	一般被用者	全国健康保険協会
		組合健保		健康保険組合
	船員保険		船員	全国健康保険協会
	共済保険		国家公務員	国家公務員共済組合
			地方公務員	地方公務員等共済組合
			私立学校教職員	私立学校教職員共済
地域保険	国民健康保険		自営業、自営業者の従業員、非正規雇用者等	市町村・都道府県
			自営業で同種同業者（医師、理容師等）	国民健康保険組合
			被用者保険の退職者	市町村・都道府県
後期高齢者医療制度			75歳以上および65歳〜74歳で障害認定を受けた者	後期高齢者医療広域連合

（福田素生，他：《系統看護学講座 専門基礎分野》健康支援と社会保障制度③ 社会保障・社会福祉（第19版第1刷），pp64-65，表3-4，医学書院，2018をもとに筆者作成）

3）医療保険制度の仕組み

　医療保険制度は、それぞれの保険によって財政状況が異なっている。2014（平成26）年の厚生労働省の各保険者の比較[4]からみると、大企業のサラリーマン等が加入する健康保険組合は加入者の平均年齢が34歳と他の医療保険制度と比べると比較的若く、1人あたりの医療費は約15万円と他の保険に比べても低い。一方、加入者の平均所得は共済組合に次いで高く、保険料収入は比較的安定している。

　これに対して、国民健康保険は、加入者の平均年齢が52歳と他の医療保険制度と比べて高く、1人あたりの医療費は約33万円と健康保険組合の2倍となっている。その反面で非正規雇用者や年金受給者等の低所得者が多いために保険料収入が不安定になっている。

　特に一般のサラリーマン等は、退職すると被用者保険から国民健康保険に移行するため所得も低くなっている等の構造的な問題がある。国民皆保険制度を継続していくためには国民健康保険の財政基盤を安定化させることが課題とされ、安定的な財政運営や効率的な事業の確保等を行うことを目的に、2018（平成30）年から都道府県が財政運営の責任主体となっている。

4）医療保険の給付

　医療給付の種類には、療養の給付・入院時食事療養費・入院時生活療養費・高額療養費・高額介護合算療養費・保険外併用療養費・療養費・訪問看護療養費・移送費・出産育児一時金・出産手当金・傷病手当金・埋葬料（埋葬費）の支給がある[5]。

（1）療養の給付（現物給付）

　被保険者が業務以外の理由で病気やケガをしたときは、健康保険で治療を受けることができる。これを療養の給付といい現物サービスと

して給付される。その範囲は次のとおりである。

①診察
②薬剤または治療材料の支給
③処置・手術その他の治療
④在宅における療養管理、その療養のための世話とその他の看護
⑤病院・診療所への入院、その療養のための世話とその他の看護

（2）入院時食事療養費

入院中の食事代については、一定の負担額だけを支払えば残りは保険から医療機関に入院時食事療養費が支給される。食費は2018年から1食460円となっている。

（3）入院時生活療養費

療養病床に入院する65歳以上の高齢者は、入院時生活療養費が支給される。食費は1食460円。居住費（光熱水費）は1日320円。

（4）高額療養費

療養費が自己負担額の一定以上を超えた場合には、年齢や所得に応じて限度超過分が保険から給付される。さらに、過去12か月以内に3回以上上限額に達した場合は、4回目から「多数回該当」となり、上限額が下がり負担が軽減される。

（5）高額介護合算療養費

毎年8月から1年間の医療費と介護費の自己負担の合計額が一定の限度額を超えた場合に、その超えた分が健康保険の保険者と介護保険者から払い戻される。

（6）保険外併用療養費

保険診療と自由診療の併用はできない（混合診療の禁止）。ただし、

「選定療養」「評価療養」「患者申出療養」の場合は、保険診療との併用が認められている。

- 選定療養：特別な療養環境（差額ベッド）や特別な医療材料（歯科材料）
- 評価療養：先進医療
- 患者申出療養：国内未承認の医薬品等の使用（治験）

５）療養費

　急病等やむをえない事情で保険の取扱いをしていない病院で治療を受けたときや自費で受診したとき等の場合には自己負担分を除いた金額が支給される。

- 柔道整復師の施術代（骨折・捻挫・脱臼等）
- 海外渡航中の急病やケガで病院にかかったとき（海外療養費）
- 医師から指示された、はり・きゅう・あんま・マッサージ代（※）
- 治療用装具（コルセット、義足等）の購入（※）
- 輸血のための生血代を支払ったとき（※）

　　　　　　　　　　　　　　※は医師が認めた場合に適用される

６）訪問看護療養費

　居宅で療養している人が、かかりつけ医の指示に基づいて訪問看護ステーションの訪問看護師から療養上の世話や必要な診療の補助を受けた場合は訪問看護療養費が支給される。

７）移送費

　病気やケガで移動が困難な患者が、医師の指示で移送された場合は、移送費が現金給付として支給される。

８）出産育児一時金

　被保険者及びその被扶養者が出産した１児につき 42 万円が支給される。双生児の場合は、２人分が支給される。

９）出産手当金

　出産のため会社を休み、収入が得られないときに支給される。

10）傷病手当金

　病気休業中は、賃金日額の 2/3 相当額が支給される。

11）埋葬料（埋葬費）

　被保険者が亡くなったときは、埋葬を行う人に埋葬料または埋葬費が支給される。

３．高齢者医療制度（高齢者の医療の確保に関する法律〔高齢者医療確保法〕）

１）高齢者の医療の確保に関する法律（高齢者医療確保法）

　高齢者の医療の確保に関する法律（高齢者医療確保法）は、高齢者の適切な医療の確保を図るため、医療費の適正化推進計画と保険者による健康診査等の実施、前期高齢者に係る保険者間の費用負担の調整、後期高齢者に対する適切な給付等を行うことを目的に、医療制度

の創設等について定めた法律。

　1983（昭和58）年に施行された老人保健法が、2006（平成18）年の医療制度改革において全面的に改正され、2008（平成20）年からは「高齢者の医療の確保に関する法律」に改称された。この法律により75歳以上（一定の障害のある人は65歳以上）の人を被保険者とする**後期高齢者医療制度**が新設された[6,7]。

2）後期高齢者医療制度

　75歳の誕生日を迎えると自動的にそれまで加入していた国民健康保険や被用者保険から後期高齢者医療制度に移る（**表4-3**）。

　後期高齢者医療制度の保険者は都道府県ごとに設置されている後期高齢者医療広域連合で、被保険者の資格認定・管理、被保険者証の交付、保険料の賦課、医療給付等を行う。市町村では、保険料の徴収と窓口業務（届出・申請受付等）を行う。各都道府県の広域連合と市区町村とが連携して事務を行う。

表4-3　後期高齢者医療の概要

対象者	① 75歳以上 ② 65歳以上75歳未満で、寝たきり等一定の障害があると認定された人 ※ 75歳になった時点で、被用者保険・国民健康保険から「後期高齢者医療制度」に移行する。	
保険料	被保険者全員の均等割（応益分）と被保険者の所得に応じて負担する所得割（応能分）の合計	
保険料支払	原則、年金からの天引き	
自己負担	1割負担（現役並所得者は3割負担）	
保険者	広域連合	財政運営、資格の認定、被保険者証等の交付、保険料の決定、医療給付の審査・支払い等
窓口	市町村	各種届出の受付や保険料の徴収、被保険者証等の引き渡し等の窓口業務

（福田素生，他：≪系統看護学講座 専門基礎分野≫健康支援と社会保障制度③ 社会保障・社会福祉（第19版），pp76-79，2018 をもとに筆者作成）

3）後期高齢者医療の財源

　後期高齢者医療にかかる費用は、患者負担を除き、75歳以上の後期高齢者の保険料（1割)、現役世代（被用者保険・国民健康保険）からの後期高齢者支援金（約4割）および公費（約5割）でまかなわれる（表4-4)。

表 4-4　後期高齢者医療の財源構成

公費＜約5割＞ （国・都道府県・市町＝4：1：1）		
高齢者の保険料 ＜約1割＞	後期高齢者支援金(現役世代の保険料)＜約4割＞	

（福田素生，他：≪系統看護学講座 専門基礎分野≫健康支援と社会保障制度③ 社会保障・社会福祉(第19版)．p78，図3-6，医学書院，2018をもとに筆者作成)

4．診療報酬制度

1）診療報酬の仕組み

　診療報酬とは、保険医療機関及び保険薬局が保険医療サービスに対する対価として保険者から受け取る報酬で、厚生労働大臣が中央社会保険医療協議会（中医協）の議論を踏まえ決定し、2年に1回改訂（見直し）される。

　診療報酬は、医科・歯科・調剤ごとに分類され、それぞれの項目に対応した点数（診療報酬点数表）に基づいて算定される。1点の単価は10円として計算される。

5. 公費医療制度

　医療保険のほかに病気の種類や患者の条件によっては、国や地方公共団体が医療費の全額あるいは一部を負担する公費負担医療制度がある（表4-5）。また、地方自治体によっては市区町村等が乳幼児医療費助成等の医療費助成事業を実施しているところもある。

　公費医療には、公費優先（全額公費負担）と保険優先（医療保険の給付が優先され、一部負担金を公費で負担）がある。

表4-5　主な公費負担医療制度

根　拠　法	制　　度
戦傷病者特別援護法	療養の給付／更生医療
原子爆弾被爆者に対する援護に関する法律	認定疾病医療
感染症の予防及び感染症の患者に対する医療に関する法律	結核入院医療
精神保健及び精神障害者福祉に関する法律	措置入院
障害者自立支援法	精神通院医療 更生医療 育成医療 療養介護医療
麻薬及び向精神薬取締法による入院措置	
感染症の予防及び感染症の患者に対する医療に関する法律	一類感染症等の患者の入院
児童福祉法	療育の給付 障害児施設医療
原子爆弾被爆者に対する援護に関する法律	一般疾病医療費
母子保健法による養育医療	
特定疾患治療費等よる医療費及び治療研究費	
肝炎治療特別促進事業に係る医療の給付	
小児慢性特定疾患治療研究事業に係る医療給付	
児童福祉法の措置等に係る医療給付	
石綿による健康被害の救済に関する法律	
中国残留邦人等の円滑な帰国の促進及び永住帰国後の自立の支援に関する法律に規定する医療支援給付	
生活保護法による医療扶助	

（社会保険診療報酬支払基金：「医療保険制度について」をもとに筆者作成）

6. 国民医療費の動向

　国民医療費とは、1年間に支出される公費負担を含んだ保険給付費、生活保護等の公費負担医療費、窓口の自己負担を合算した総額である。厚生労働省「平成29年度医療費の動向」[8] によると2017（平成29）年度の国民医療費は約42兆2,000億円。国民一人当たりの医療費は33万3,000円、75歳以上は94万2,000円と高齢者ほど費用がかかる傾向にある。

　公的医療保険では、75歳になった時点で後期高齢者医療制度に加入する。特に後期高齢者は、何らかの症状を訴えている者の割合（有訴者率）が高く病気にかかりやすい、要介護発生率が高く要介護状態になりやすい等の特性がある。

引用文献

1) 福田素生, 他:≪系統看護学講座 専門基礎分野≫ 健康支援と社会保障制度③ 社会保障・社会福祉(第19版). p5, 医学書院, 2018.
2) 前掲書1), p45.
3) 森山幹夫:≪系統看護学講座 専門基礎分野≫ 健康支援と社会保障制度④ 看護関係法令(第52版). p191, 医学書院, 2020.
4) 前掲書1), pp57-88.
5) 前掲書3), pp192-194.
6) 前掲書1), pp73-77.
7) 前掲書3), pp197-199.
8) 厚生労働省:平成29年度医療費の動向 ― MEDIAS ―.
　 https://www.mhlw.go.jp/topics/medias/year/17/index.html. （2020.10.15 閲覧）

参考文献

・厚生労働省:我が国の医療保険について.
　 https://www.mhlw.go.jp/stf/seisakunitsuite/bunya/kenkou_iryou/iryouhoken/
　 iryouhoken01/index.html （2020.10.15 閲覧）

chapter

5 介護保険制度

1. 介護保険制度創設の経緯

　介護保険制度は 2000（平成 12）年、介護保険法のもと施行され
た。制度創設の背景には、核家族化により高齢者の生活支援が従来の
家族では対応できない問題の深刻化と高齢化が進行する将来予測への
経済的・制度的面への危機感があった。以下に、介護保険制度が創設
されるに至った経緯を、医療・福祉制度の変遷と取り巻く社会の特徴
の年代的背景（**表 5-1**）から概観する。

　介護保険制度の施行を遡ること 39 年前、1961（昭和 36）年に国
民健康保険制度が施行され、国民皆保険がはじまった。その 2 年後、
1963（昭和 38）年に老人福祉法が老人の福祉を守る法律として制定
された。特別養護老人ホーム設置や訪問介護に関する法制化等が注目
する内容であった。しかし、その後約 20 年の間に「**寝たきり老人**」、
「社会的入院」、「医療費の増大」等の社会問題が大きくクローズアッ
プされるが、大きな対策はなかった。この 20 年の間に、老人医療費
が一時無料化された時期があった（10 年間ではあるが）。医療費の無
料化は必要のない受診の回数、投薬量や検査の回数を増やし医療費を
増加させる原因になった。老人にも「薬をたくさんくれる良いお医者
さん」といった意識があったことは否めない。診療所が老人のサロン
と化すこともあった。1982（昭和 57）年、老人の医療制度は見直さ
れ、老人保健法が新たに制定され、老人医療費は無料から一定額負担
に変更された。しかし、その後も医療費は増加の一途を辿っていった。
一方、自宅で擁護を受けられない老人が入院を続ける「社会的入院」
も問題として継続していた。所得に応じた費用が必要である介護よ

表 5-1　介護保険制度創設までの社会の動向　－医療・福祉制度の変遷と取り巻く社会の特徴の年代的背景－

社会の特徴	和暦		西暦	医療福祉制度の変遷	特徴
高度経済成長　始		30年頃	1955		
		36年	1961	国民健康保険法施行	国民皆保険制度の始まり
家族形態の核家族化			1960頃		老人の健康・福祉も注目された
					「核家族化」という家族形態の変化は「家族の擁護の力(介護力)の低下」を問題提起した
		38年	1963	老人福祉法制定	老人福祉施策が開始された
					特別養護老人ホーム、訪問介護等
大阪万国博覧会	昭	45年	1970	高齢化率 7.1%	高齢化社会となった
高度経済成長　終		48年	1973	老人医療費無料化	
経済安定成長期	和				老人医療費が無料であった 10 年間、「寝たきり老人」を抱える家族は、福祉より金銭的負担の少ない医療(入院)を選択する傾向があり、「社会的入院」や「老人医療費の増大」という問題を生み出した
核家族化の進行					
		55年	1980	高齢化率 9.1%	
					「寝たきり老人」「社会的入院」「医療費の増加」問題の深刻化
		57年	1982	老人保健法制定	老人医療費無料化の廃止
					老人医療費一定額負担
バブル景気		61年頃			医療費の増大は続く
					高齢者介護問題に関心が高まる
消費税創設　3%		元年	1989	ゴールドプラン (高齢者保健福祉推進 10 ヶ年戦略)	寝たきりゼロ作戦 呼び方が老人から高齢者へと変わっていった
				介護対策検討会	
					従来の老人福祉法、老人保健法では対応できなくなる将来予測に、新たな制度の必要性が周知となった
バブル崩壊		3年頃			
			1992	老人保健法改定	老人訪問看護制度増設
		6年	1994	高齢化率 14.1%	高齢社会となった
	平			新ゴールドプラン	
				高齢者介護対策本部設置(厚生省)	高齢者介護問題への対策が急務とだれもが認識した
阪神・淡路大震災	成	7年	1995		
		8年	1996	8月　国会提出	
消費税引き上げ 5%		9年	1997	12月　介護保険法成立	
		10年	1999	ゴールドプラン 21	
		12年	2000	3月　健康日本 21 「21 世紀における国民健康づくり運動」	
				4月　介護保険法施行 高齢化率 17.3%	

(参考文献をもとに著者作成)

り、一定負担でも医療費の方が経済的負担の少ないこと、また本人・家族の「福祉の世話になること」への偏見という拒否的信条が残る時代背景から、介護施設への入所ではなく病院への入院を希望する傾向にあった。「社会的入院」はベッドを占有することで本当に医療が必要な人の治療を妨げるとして医療の面からも早期解決が求められていた。このような背景の中で、1989（平成元）年、「ゴールドプラン（高齢者保健福祉推進 10 ヶ年戦略）」が開始され介護の充実が図られた。しかし、遠距離介護、高齢夫婦が支え合う老老介護や認認介護等高齢者介護の新たな問題もクローズアップされるようになった。高齢化率の上昇に、誰もが現状の対策では介護問題や医療費の増加に対応できなくなる将来予測の危機感と、新たな制度や対策が急務であると認識する状況であった。この年、開催された「介護対策検討会」が後の介護保険制度制定の始まりと示唆されている[1]。1994（平成 6）年、「高齢者介護対策本部（厚生省〔当時〕）」が設置され、施策や財源等を審議し高齢者介護対策を議論していった。財源が最終的に税金でなく保険形式となったことも議論の結果である[2]。1996（平成 8）年 8 月、保険給付の体系を持つ介護保険制度が国会に提出され、1997（平成 9）年 12 月、介護保険法が国会で制定され、3 年後の 2000（平成 12）年 4 月施行が決定された。

引用文献

1) 厚生労働省老健局：日本の介護保険制度について．2018 年 10 月．
   https://www.meti.go.jp/press/2018/10/20181023010/20181023010-4.pdf（2020.10.15 閲覧）
2) 介護保険六法．平成 30 年版，中央法規出版，2018.

参考文献

・厚生の指標　第 65 巻 8 号，43-46，厚生労働統計協会，2018.
　https://www.hws-kyokai.or.jp/images/book/chiikiiryo-24.pdf（2020.10.15 閲覧）
・厚生の指標　第 65 巻 11 号，48-52，厚生労働統計協会，2018.
　https://www.hws-kyokai.or.jp/images/book/chiikiiryo-25.pdf（2020.10.15 閲覧）

2. 介護保険制度の仕組み

1）介護保険制度の基本理念

　高齢者の介護を社会全体で支え合う仕組みとして創設された（1997年介護保険法成立、2000年施行）。以下の3本柱を基本としている。

・自 立 支 援：高齢者の自立を支援する。
・利 用 者 本 位：利用者が選択して、保健医療サービスや福祉サービスを受けられる制度である。そのため、市町村・居宅介護支援事業者が幅広い介護サービスの情報を提供している。
・社会保険方式：給付と負担の関係が明確な社会保険方式を採用している。

2）保険者・被保険者

　介護保険における**保険者**は、**全国の市町村および特別区（東京23区）**である。

　介護保険の被保険者は、**65歳以上の者**（第1号被保険者）と、**40〜64歳の医療保険加入者**（第2号被保険者）である（**表5-2**）。

　受給要件は、第1号被保険者は、要介護もしくは要支援の状態、第2号被保険者は、老化に起因する16の疾患（特定疾病）（**表5-3**）のいずれかによる要介護か要支援の状態という要件を満たす必要がある。

表 5-2　介護保険の被保険者（加入者）

項目	第 1 号被保険者	第 2 号被保険者
対象者	65 歳以上の者	40 ～ 64 歳の医療保険加入者
受給要件	要介護・要支援状態の人	要介護、要支援状態が、末期がん・関節リウマチ等の老化に起因する 疾病(特定疾病)による場合に限定される。
保険料	定額保険料で市町村が決定し、原則年金から徴収される	医療保険者が医療保険料と併せて徴収し納付する(健康保険加入者は、原則、事業主が 1/2 を負担する)。

　介護保険サービスは、65 歳以上の者は原因を問わず要支援・要介護状態となったときに、**40～64 歳の者（第 2 号被保険者）は下記の 16 の特定疾病**により、介護が必要になったとき、受けることができる。

表 5-3　介護保険法で定められている 16 の特定疾病

①がん*	⑩早老症
②関節リウマチ	⑪多系統萎縮症
③筋萎縮性側索硬化症	⑫糖尿病性神経障害、糖尿病性腎症および糖尿病性網膜症
④後縦靱帯骨化症	
⑤骨折を伴う骨粗鬆症	⑬脳血管疾患
⑥初老期における認知症	⑭閉塞性動脈硬化症
⑦進行性核上性麻痺、大脳皮質基底核変性症およびパーキンソン病	⑮慢性閉塞性肺疾患
	⑯両側の膝関節または股関節に著しい変形を伴う変形性関節症
⑧脊髄小脳変性症	
⑨脊柱管狭窄症	

＊医師が一般に認められている医学的知見に基づき、回復の見込みがない状態に至ったと判断したものに限る。

3）要介護・要支援の認定

　要介護（要支援）の認定者数は、2018（平成 30）年 4 月現在 644 万人で、この 18 年間で約 3 倍に増加した（厚生労働省：「介護保険制度をめぐる状況について」平成 31 年 2 月 25 日）。介護保険の認定者のうち、**要支援が最も増加**している。

介護保険の給付を受けるには、市町村や特別区に申請手続きを行い、市町村の**要介護（要支援）認定を受ける必要**がある（図 5-1）。

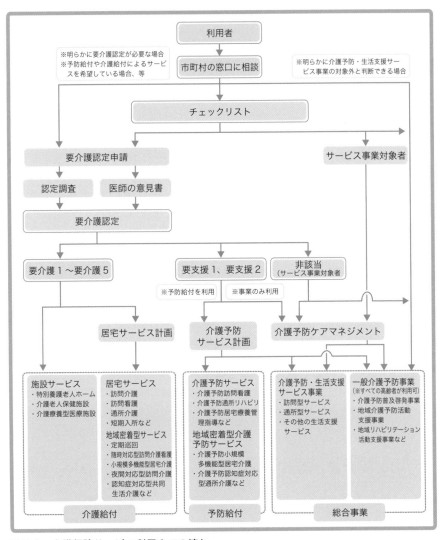

図 5-1　介護保険サービス利用までの流れ

（厚生労働省：介護予防・日常生活支援総合事業のサービス利用の流れ）

要介護認定は、市町村に設置される保健・医療・福祉の学識経験者により構成される介護認定審査会の結果に基づき、客観的に判定する仕組みである。一次判定及び二次判定の結果による。

（1）一次判定

　市町村の認定調査員が訪問し心身の状況調査（認定調査）を実施及び主治医（かかりつけ医）の意見書に基づきコンピュータ判定される。

（2）二次判定

　介護認定審査会により、一次判定結果や主治医意見書等に基づき審査判定される。主治医がいない場合は、市区町村の指定医の診察が必要である。

　市区町村は、介護認定審査会の判定結果に基づき要介護認定を行い、申請者に結果を通知する。申請から認定の通知までは原則30日以内に行う。

　要介護度は要介護1〜5または要支援1〜2の7段階及び非該当のうちのいずれかとなる（表5-4）。要介護度が上がれば手厚い介護が必要ということであり、要介護5の支給額が1番高い。

　認定の有効期間は原則6ヶ月であり、更新認定の場合は1年である。更新の申請は有効期間が終わる60日前から行うことができる。

【認定の有効期間】
■新規、変更申請：原則6ヶ月（状態に応じ3〜12ヶ月まで設定）
■更新申請：原則12ヶ月（状態に応じ3〜24ヶ月まで設定）

表 5-4　介護保険区分の目安

区　分	心身の状態の目安
要支援1	日常生活上の基本的動作については、ほぼ自分で行うことが可能であるが、日常生活動作の介助や現在の状態の防止により要介護状態となることの予防に資するよう手段的日常生活動作について何らかの支援を要する状態
要支援2	
要介護1	要支援状態から、手段的日常生活動作を行う能力がさらに低下し、部分的な介護が必要となる状態
要介護2	要介護1の状態に加え、日常生活動作についても部分的な介護が必要となる状態
要介護3	要介護2の状態と比較して、日常生活動作及び手段的日常生活動作の両方の観点からも著しく低下し、ほぼ全面的な介護が必要となる状態
要介護4	要介護3の状態に加え、さらに動作能力が低下し、介護なしには日常生活を営むことが困難となる状態
要介護5	要介護4の状態よりさらに動作能力が低下しており、介護なしには日常生活を営むことがほぼ不可能な状態

（厚生労働省：2015 年の高齢者介護〜高齢者の尊厳を支えるケアの確立に向けて〜）

4）保険給付と利用者負担

・介護保険で支給される介護サービスは現物給付が基本となる。

・要支援1、要支援2…予防給付

　　（介護予防サービス、地域密着型介護予防サービス）

・要介護1〜5…介護給付

　　（居宅サービス、施設サービス、地域密着型介護サービス）

・介護保険サービスの利用者負担は年金等の所得に応じて1割又は、2割負担であったが、2018（平成30）年8月から2割負担者のうちの特に収入が「現役並み所得相当」である単身世帯で340万円以上、2人以上の世帯で463万円以上の場合、自己負担額が3割となった。

出典

1) 厚生労働省：介護予防・日常生活支援総合事業のサービス利用の流れ．https://www.kaigokensaku.mhlw.go.jp/commentary/flow_synthesis.html （2020.10.15 閲覧）
2) 厚生労働省：2015 年の高齢者介護〜高齢者の尊厳を支えるケアの確立に向けて〜．参考 (3) 介護保険制度における要介護認定の仕組み．https://www.mhlw.go.jp/topics/kaigo/kentou/15kourei/sankou3.html （2020.10.15 閲覧）

5）ケアマネジメント

　ケアマネジメントの目的は、高齢者の日常生活の質（QOL）を向上させるために行うサービスを個々のニーズに合うようにコーディネートすることである。また、医療と福祉に分かれていた介護関連の提供サービスを介護として一元化し、一体として提供することもその 1 つである。介護保険の利用者の心身の状況に応じた介護サービスのニーズを充足させ、**利用者自身によりサービスは選択決定**され、各々の生活の場所で担保する仕組みとなっている。

　介護サービスを受けるときには、利用者個別の計画書（ケアプラン）が必要になる。ケアプラン作成は、利用者自身が作成するか、利用者が作成できない場合は、「要介護 1〜5」の利用者は、**居宅支援事業所（ケアプラン作成事業者）の介護支援専門員（ケアマネジャー）**が、「要支援 1〜2」の利用者は**地域包括センターのケアマネジャー**がそれぞれ作成する。

　ケアプラン作成の手順は、ケアマネジャーが、利用者を訪問し、利用者の心身の状況や生活で問題となるところ等を把握し、生活課題を分析する。それをもとに生活の中で問題となる課題や、利用するサービスの内容や種類回数を決め、サービス利用の手続きを行い、**利用者の承認後サービスの利用開始**となる。

　開始後は、継続的に利用者の健康状態の観察や目標の達成の程度、介護サービスの満足度等を継続的にモニタリングし、アセスメントをもとに**定期的にケアプランの修正・変更・継続を行い**、利用者にあっ

たケアサービスが行われる仕組みとなっている（図5-2）。

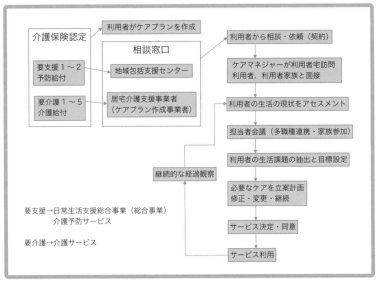

図 5-2　ケアプラン立案とサービス利用の流れ
（厚生労働省：「ケアマネジメントのあり方」をもとに筆者作成）

6）介護サービス

　介護サービスとは、大きく分けて介護保険制度を利用した**給付サービス**と保険者である市町村が実施する**介護予防・日常生活支援総合事業（総合事業）**に分かれる。

　介護給付を利用したサービスは、「**通常のサービス**」と比較的少人数での利用を想定している「**地域密着型サービス**」がある。地域密着型サービスは、2006年の介護保険法の改正から新規に設立されたサービスの一つで、住み慣れた地域で生活を続けられるように地域の特性に応じた柔軟な体制で提供されるサービスである。

　このサービスは、原則として**指定した市町村に居住する利用者が使用可能**となり、このサービスを提供する施設等は、**地域住民と交流が**

持てる場に立地しているのが特徴である。

　介護サービス内容の概要については**表5-5**、**表5-6**を参照のこと。

表5-5　介護サービスの概要（1）

		サービス名	サービスの概要
居宅サービス	訪問サービス	訪問介護	訪問介護員等が、利用者の自宅を訪問し、入浴・排泄・食事等の「身体介護」や調理・洗濯・掃除等の「生活援助」、通院のための乗降とその前後の移動の介助をする「通院等乗降介助」を提供するサービス 注釈) 訪問介護員：介護福祉士、実務者研修修了者、介護職員初任者研修修了者、旧介護職員基礎研修修了者、旧訪問介護員1級、旧2級課程修了者
		訪問入浴介護	自宅の浴槽での入浴困難な利用者に対し、浴槽のある入浴車等で訪問し看護職員(原則)と介護職員が入浴介護を行うサービス
		訪問看護	疾病や負傷によって自宅で継続して療養を続ける状態にある利用者に対し自宅で看護師等の療養上の世話又は必要な診療の補助を行うサービス
		訪問リハビリテーション	疾病や負傷によって自宅で継続して療養を続ける状態にある利用者の居宅で、利用者の心身の機能の回復を図り、日常生活が自立へ向けた理学療法、作業療法、言語聴覚療法等、必要なリハビリテーションを実施するサービス
		居宅療養管理指導	自宅療養中に通院困難な利用者に対し、医師・歯科医師・看護師・薬剤師・管理栄養士・歯科衛生士等が各家庭を訪問し、療養上の指導や助言を行い、療養生活の管理を行うサービス、またケアプランの作成に必要な診療情報の提供も行う
		特定施設入居者生活介護	特定施設に入居している要介護利用者に対し、日常生活上の世話や機能訓練、療養上の世話を行うサービス
		福祉用具貸与	要介護者等の日常生活の便宜を図るための用具及び要介護者等の機能訓練のための用具で、利用者が居宅で自立した日常生活を営むことができるようにする補助具に対して保険給付が行われるサービス
		特定福祉用具販売	厚生労働省が定めた特定の福祉用具の購入に給付金が使用できる

（次ページにつづく）

居宅サービス	通所サービス	通所介護（デイサービス）	利用者がサービス拠点へ日中通い、入浴、排泄、食事等の介護や機能訓練を行い、自立生活へ心身の機能回復を図り、日帰りの介護サービス要介護者が日中に自分の時間を過ごすことができ、介護の負担の軽減もできる
		通所リハビリテーション	利用者がサービス拠点へ通い、心身の機能の維持回復を図り、日常生活の自立の維持向上のために行われる理学療法、作業療法、言語聴覚療法等、必要なリハビリテーションを実施するサービス
	短期入所サービス	短期入所生活介護	利用者が、短期間施設入所し、施設において入浴、排泄、食事等の介護や日常生活上の世話、機能訓練を行うサービス利用者の家族の心身の負担の軽減を図ることにもなり家族生活の維持・安定もはかることができる
		短期入所療養介護	医療型ショートステイと呼ばれるもので、介護や医療ケアが必要な利用者が数日〜1週間程度、医療設備の整った施設に宿泊して、介護および機能訓練や治療・看護等の医療的なケアを受けられるサービス
施設サービス		介護老人福祉施設	特別養護老人ホームのこと。長期利用が可能な公的施設で、入浴、排泄、食事等の介護、その他日常生活上の世話、機能訓練、健康管理、療養上の世話を受けることができるサービス。日常生活の援助居住費や食費日常生活費は保険外となる
		介護老人保健施設	自宅で生活することを目標に一時的に入所し、身の機能の維持回復のための施設サービス計画に基づいて、看護、医学的管理の基に介護及び機能訓練その他必要な医療日常生活上の世話を受けられるサービス
		介護療養型医療施設	長期での療養を必要とする利用者に対し、介護病床をもっている病院や診療所で入院し、施設サービスの計画に基づいた医学的管理の元に介護や医療、機能訓練を提供するサービス
		介護医療院	長期的な医療と介護の必要な利用者に、日常的な医療管理、見取りやターミナルケアの医療と、日常生活の介護を合わせて受けることができるサービス 1型：重篤な身体疾患や身体合併症のある認知症利用者（介護療養病床以上） 2型：1型に比較して比較的安定した身体疾患状態にある利用者（老健施設相当以上）

（厚生労働省：「各介護サービスについて」をもとに筆者作成）

表 5-6 　介護サービスの概要（2）

	サービス名	サービスの概要
地域密着型介護サービス	小規模多機能型居宅介護	自宅で生活する利用者が、サービスの拠点施設に通うか短期間宿泊し、家族的な環境と地域住民との交流の下で、自立した日常生活を営むことができるよう、通所介護 (デイサービス、通い) を中心とする介護サービス本人の希望や心身の状態に応じて、訪問介護 (訪問) や短期入所療養介護 (ショートステイ、泊まり) を組み合わせて利用できるサービス
	認知症対応型通所介護	認知症の利用者が、少人数のサービスの拠点施設に通い、入浴、排泄、食事等の介護やその他の日常生活上の支援、機能訓練や高度な認知症ケアを受け、可能な限り自宅で生活できるように、利用者の生活機能・心身機能の維持又は回復を目指すサービス
	認知症対応型共同生活介護 (グループホーム)	認知症 (急性を除く) の利用者が、少人数の共同生活で、家庭的な環境と地域住民との交流のもと、入浴、排泄、食事等の介護や機能訓練を行い、能力に応じた日常生活を送れるようにするサービス
	夜間対応型訪問介護	夜間も安心して生活できるように、夜間の時間帯に定期巡回し訪問介護を行うサービス「定期巡回サービス」「随時対応サービス」「オペレーションセンターサービス」があり、オペレーションセンターから連絡を受け訪問したり、利用者からの通報を受けてケアワーカーを訪問させる、等がある
	地域密着型特定施設入居者生活介護	定員が少ない施設で通常の通所介護と同様のサービスを受けることができるサービス
	定期巡回・随時対応型訪問介護看護	24 時間を通して、訪問介護と訪問看護が密に連携を取り、定期巡回や緊急時などに呈して随時対応や訪問が行われるサービス
	看護小規模多機能型居宅介護	小規模多機能型居宅介護のサービスに訪問看護が加わったサービス
居宅介護支援 (ケアマネジメント)		利用者の心身の状況や置かれている生活環境、その他の状況に応じて介護サービスの提供が検討され、ケア内容を自ら選択できるサービス
その他	介護予防住宅改修	利用者が自宅で生活できるように手すり等の補助具の取り付け等に給付されるサービス

（厚生労働省：「各介護サービスについて」をもとに筆者作成）

5

介護保険制度

7）介護予防・日常生活支援総合事業（総合事業）

　介護予防の目的は、心身機能の改善や環境の調整、社会参加を通じて、高齢者の生活機能の向上や地域社会への参加を図り、高齢者個々人が生涯にわたって生き甲斐のある生活や日常生活の質（quality of life：QOL）の向上を図ることである。具体的には、従来の介護保険認定非該当の高齢者がサービスを利用することで、介護の必要のない生活をできる限り長く維持できるようにする狙いがある。

　2015（平成27）年の介護認定制度の改定により、高齢者や要支援者が要介護状態にならないように総合的に支援する**「介護予防・日常生活支援総合事業（以下、総合事業）」**が創設された。総合事業では、介護認定の「要支援1〜2」の認定者だけでなく**「非該当（自立相当）」となった高齢者や、要介護認定の申請を行わなくても介護予防サービスを利用できる**。相談窓口は、地域包括支援センターとなる。

　この制度は、これまでの介護サービス事業者による介護予防サービスに加え、NPOや民間企業、ボランティア等、地域のサービスを受けることができる。2017（平成29）年4月からは、全国のすべての市区町村においてサービスが開始された。サービスの内容は、通常のサービスと**「地域密着型介護予防サービス」**に分かれる。介護予防サービス内容の概要は**表5-7**を参照のこと。

　主な介護・介護予防サービスを実施している高齢者施設と、その法根拠や人員配置については**表5-8**を参照のこと。

参考文献

・厚生労働省：これからの介護予防.
・厚生労働省老健局：一般介護予防事業等について.

表 5-7　介護予防サービスの概要

介護名		ケアの内容
訪問サービス	介護予防訪問 (入浴介護)	自宅の浴槽での入浴困難な利用者に対し、浴槽のある入浴車で訪問し入浴介護を行うサービス
	介護予防訪問 (看護)	疾病や負傷、障害のある利用者に対し、日常生活の自立や維持向上のために、医師の依頼のもと、看護師等が療養上の世話又は必要な診療の補助を行うサービス
	介護予防訪問 (リハビリテーション)	利用者の自宅で、利用者の心身の機能の維持回復を図り、日常生活の自立の維持向上のために行われる理学療法、作業療法、言語聴覚療法等、必要なリハビリテーションを実施するサービス
	介護予防居宅 (療養管理指導)	自宅療養中の通院困難な利用者に対し、医師・歯科医師・看護師・薬剤師・管理栄養士・歯科衛生士等が各家庭を訪問し、自立した生活の維持向上の ために、療養上の指導や助言を行い、療養生活の管理を行うサービスまた、ケアプランの作成に必要な診療情報の提供も行う
通所サービス	介護予防通所 (リハビリテーション)	利用者が可能な限り自宅において、自立した日常生活を営むことができるよう「介護予防通所で理学療法、作業療法その他必要なリハビリテーションを行うことにより、利用者の心身機能の維持回復を図り、利用者の生活機能の維持又は向上を目指すサービス
短期入所サービス	介護予防短期入所 生活介護・療養介護	自宅で生活していた利用者が、可能な限り自宅で自立した日常生活を継続できるように、利用者が老人短期入所施設、特別養護老人ホーム等に短期間入所し、当該施設において入浴、排泄、食事等の介護や日常生活上の世話、機能訓練を行い、利用者の心身機能の維持向上や、利用者の家族の心身の負担の軽減を図るサービス
介護予防特定施設入居者 生活介護		特定施設 、養護老人ホームに入居している要支援者を対象として行われる日常生活上の世話、機能訓練、療養上の世話を行うサービス
介護予防福祉用具貸与		利用者の日常生活の自立を維持し、その便宜を図るための用具や、要介護者等の機能訓練のための用具で、利用者が自宅で自立した日常生活を営むことができるようにする補助用具に対して給付が行われるサービス
特定介護予防福祉用具		厚生労働省が定めた特定の福祉用具の購入に給付金が使用できるサービス販売

5

介護保険制度

地域密着型介護予防サービス	介護予防小規模多機能型居宅介護	自宅で生活する利用者が、サービスの拠点施設に通うか短期間宿泊し、家族的な環境と地域住民との交流のもとで、自立した日常生活を営むことができるようにするサービス通所介護(デイサービス、通い)を中心とする介護サービスのほか、本人の希望や心身の状態に応じて、訪問介護(訪問)や短期入所療養介護(ショートステイ、泊まり)を組み合わせて利用できる
	介護予防認知症対応型通所介護	認知症の利用者が、家族的な環境と地域住民との交流のもと、可能な限り自宅で自立した日常生活を送ることができるように、認知症対応の介護予防ケアを受けることができるサービス通所介護の施設(デイサービスセンターやグループホーム等)に通い、食事や入浴等の日常生活上の支援や、生活機能向上のための機能訓練等を日帰りでうけることができる
	介護予防認知症対応型共同生活介護(グループホーム)	認知症の利用者が、少人数施設に入居し、入浴、排泄、食事等の介護やその他の日常生活上の支援、機能訓練を行うサービス
介護予防支援(介護予防ケアマネジメント)		利用者が自立した生活ができるように、心身の状況やおかれている生活環境、その他の状況に応じて、介護予防に向けたケアが検討され、ケア内容を自ら選択できるサービス
その他	介護予防住宅改修	利用者が自宅で生活できるように手すり等の補助具の取り付け等に給付されるサービス

(厚生労働省:「介護予防・日常生活支援総合事業ガイドライン」をもとに筆者作成)

表 5-8　高齢者施設の人員配置・法律

	介護老人福祉施設（特別養護老人ホーム）	介護老人保健施設	介護療養病床	介護医療院 1型	介護医療院 2型	有料老人ホーム	養護老人ホーム	軽費老人ホーム	認知症高齢者グループホーム
介護保険上の類型	介護老人福祉施設（特別養護老人ホーム）	介護老人保健施設	医療療養病床（病棟）介護保険法（介護療養型医療施設）	新設		特定施設入居者生活介護(在宅扱い)			認知症対応型共同生活介護
根拠法	老人福祉法 介護保険法	介護保険法	医療法	介護保険法		介護保険法			介護保険法
管理者	要件なし 常勤 原則専従	原則医師 常勤 原則専従	医師 原則専従	常勤　兼任可		兼任可			3年以上認知症の介護従事経験があり、厚生労働大臣が定めた研修を終了した者（常勤専従）
人員配置　医師	100：1（非常勤可）	100：1（常勤）	48：1	48：1	100：1（常勤）				
人員配置　看護師	3：1	3：1以上 うち看護師は2/7以上	6：1	5：1	100：1（常勤）	要支援者：(看護職員＋介護職員) 10：1 要介護者：(看護職員＋介護職員) 3：1 看護職員は要支援者＋要介護者30人までは1人、30人以上は50人に1人			3：1（利用者100人あたりの数）夜間は1ユニットに1人
人員配置　介護職員	3：1	3：1以上 うち看護師は2/7以上	6：1	6：1（看護職員＋介護職員）	100：1（常勤）				3：1（利用者100人あたりの数）夜間は1ユニットに1人
人員配置　介護支援専門員	100：1	1以上 100：1以上	48：1(3人以上)	入所人数に関係なく1人以上（非常勤可）		1人以上（兼務可）			1ユニットに1人
人員配置　理学療法士	100：1	100：1以上	実情に応じた適当数	実情に応じた適当数		1人以上（兼務可）			
人員配置　作業療法士または言語聴覚士	100：1	100：1以上	実情に応じた適当数	実情に応じた適当数					
人員配置　栄養士	100：1	入所定員100以上の場合は1以上	医療法に応じた必要数以上	100：1					
人員配置　薬剤師		300：1が標準 実情に応じた適当数		150：1	300：1				
人員配置　生活相談員	100：1					1人（専従兼務可）			
入所期間の目安	期限なし	3ヶ月（短期）	2025年完全閉鎖予定	長期		期限なし			期限なし

（厚生労働省：「介護療養型医療施設及び介護医療院」を参考に筆者作成）

8）地域包括ケアシステム

（1）地域包括ケアシステムとは

　地域包括ケアシステムとは、「重度な要介護状態となっても住み慣れた地域で自分らしい暮らしを人生の最後まで続けることができるよう、住まい・医療・介護・予防・生活支援が一体的に提供される」システムである。

　地域包括ケアシステムが必要とされる背景には日本の<u>急激な少子高齢化</u>がある。高齢者層の増加とそれに伴う認知症高齢者、要介護数の増加に対し、それを支える労働者人口の減少は資金やサポートを行う介護者数の減少につながる。このことは介護が必要であるにもかかわらず、受けることができないなど様々な問題を生じている。そして、それまで社会を支えていた団塊の世代が後期高齢者（75歳以上）に達して給付を受ける立場になることにより、介護・医療費などの社会保障費の急激な増加が「2025年問題」として懸念されている。

　厚生労働省はこのような社会の変動に対し、高齢者を地域に住まう人々の力を合わせて支える「地域包括ケアシステム」の構築に取り組んでいる。

　地域包括ケアシステムにおける「地域」とは、住民の日常生活の範囲である「<u>日常生活圏域</u>」であり、おおよそ徒歩30分圏内の中学校区に相当する。地域医療体制の構築における医療提供の一次医療圏が市町村であることに比べて、より地域に住まう高齢者にとって身近な圏域で設定されている。

　また、細分化された地域それぞれの特徴は異なる。人口が<ruby>稠密<rt>ちゅうみつ</rt></ruby>で高齢者層の割合が増加傾向にある大都市圏、人口が減少し過疎化している地方など地域における高齢化の進捗状況、抱える問題点や地域そのものの特性などには差異がある。そのため、「地域包括ケアシステム」はその地域の特性や問題点に応じて、地域が主体となって構成してい

く必要がある（図5-3）。

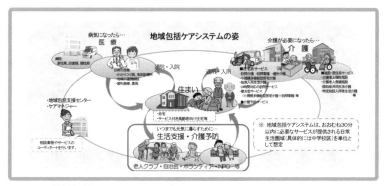

図5-3　地域包括ケアシステムの姿
(厚生労働省老健局振興課：「介護予防・日常生活支援総合事業の基本的な考え方」1頁)

（2）地域包括ケアシステムの5つの構成要素

　厚生労働省は地域包括ケア研究会報告書において、地域包括ケアシステムの構成要素として「介護」、「医療」、「予防」、「生活支援・福祉サービス」、「住まいと住まい方」、「本人の選択と本人・家族の心構え」の6つを挙げ、以下のように説明している。

　・「介護」、「医療」、「予防」

　　　個々人の抱える課題にあわせて、専門職によって提供される専門サービスである。

　・「生活支援・福祉サービス」

　　　高齢者が尊厳のある生活を継続し、健康を維持して地域で暮らし続けるための継続的な活動には生活支援が必要である。生活支援は食事の準備などのサービス化できる支援から近隣住民の声掛けや見守りなどのインフォーマルな支援まで幅広く、担い手も多様である。

　・「住まいと住まい方」

　　　地域包括ケアシステムの前提として、生活の基盤としての必要

5

介護保険制度

67

な住まいが整備され、本人の希望と経済力にかなった住まい方が確保されていることが必要とされる。住環境は高齢者のプライバシーと尊厳を十分に守る必要がある。

・「本人の選択と本人・家族の心構え」

単身、高齢者のみの世帯が主流となる中で、**在宅生活を選択する意味を本人と家族が理解し、そのための心構えを持つことが**重要である（図5-4）。

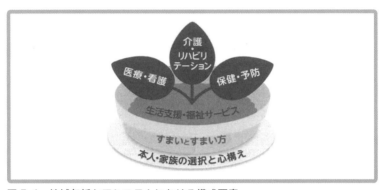

図5-4　地域包括ケアシステムにおける構成要素

（厚生労働省：平成25年3月地域包括ケア研究会報告書）

（3）地域包括ケアシステムと「自助・互助・共助・公助」

　地域包括ケアシステムにおいては地域に住まう高齢者を支えるために、地域の持つ「**自助・互助・共助・公助**」を踏まえて取り組まれていく。

・**自助**：自分で自分を助けることである。定期受診など自らの健康行動だけでなく、市場サービスの購入も含まれる。

・**互助**：公的制度に拠らない支え合い、助け合いである。自治会などの活動やボランティア、NPOなどの仕組みである。

・**共助**：保険の仕組みを用いた相互扶助。介護保険や年金制度などがこれにあたる。

・**公助**：税による公の負担、社会福祉制度。生活保護制度や高齢者

福祉事業などである。

　地域包括ケアシステムにおいて、近年の少子高齢化による医療費や社会保障費の負担の増加とそれを支える若年層の減少により、今後は「互助」と「自助」の役割を一層高めようとする考え方にシフトしつつある。

（4）地域包括ケアシステム構築のプロセス

　地域包括ケアシステムは構築にあたり、以下のプロセスを取る。

①地域の課題の把握と社会資源の発掘

　地域における現状やニーズを調査分析する。

②地域の関係者による対応策の検討

　対応策を具体化するための会議の開催や調整を行う。

③対応策の決定・実行

　具体策を決定し、実行する。

　これらを PDCA サイクルにて運営する。

（5）地域包括支援センター

　地域包括支援センターは 2006（平成 18）年の介護保険法改正により創設された施設である。その目的は「地域住民の心身の健康の保持及び生活の安定のために必要な援助を行うことにより、その保健医療の向上及び福祉の増進を包括的に支援する」ことにある（介護保険法第 115 条の 46）。

　その設置主体は**市町村**にあり、保健師、社会福祉士、主任介護支援専門員が配置される。地域包括支援センターが果たす機能は、①地域のネットワーク構築機能、②ワンストップサービス窓口機能、③権利擁護機能、④介護支援専門員支援機能の４つがある。

・地域のネットワーク機能

　関連機関と連携しながら、地域における社会資源を相互に連携していく機能。

・ワンストップサービス窓口機能

　どのようなサービスを利用してよいかわからない住民に対して、1か所で相談からサービスの調整に至る機能。

・権利擁護機能

　高齢者の権利侵害の予防・発見、権利保障に向けた対応を行う機能。

・介護支援専門員支援機能

　地域の介護支援専門員が包括的・継続的ケアマネジメントを実践できるよう直接的または間接的に支援する機能。

9）生活支援体制整備

（1）介護保険法改正と「生活支援体制整備事業」

　2005年の介護保険制度の改正により、要介護・要支援状態の予防とその状態になっても地域で自立した状態で生活を過ごすことができるよう支援することを目的に、地域支援体制整備事業が創設された。

　さらに、**2015年**の介護保険制度の改正により「**生活支援体制整備事業**」が創設された。これにより地域包括ケアシステムの「生活支援・介護予防」の充実に向けて、各市町村において「**生活支援コーディネーター**」、「**協議体**」の設置が行われるようになった。

（2）生活支援コーディネーターと協議体

・「生活支援コーディネーター」

　厚生労働省は「生活支援コーディネーター」を「高齢者の生活支援・介護予防サービスの体制整備を推進していくことを目的とし、地域において、生活支援・介護予防サービスの提供体制の構築に向けたコーディネート機能を果たす者とする」と定め、以下の3つを仕事としている。

（1）生活支援の担い手の養成、サービスの開発
（2）関係者のネットワーク化
（3）ニーズとサービスのマッチング

・「協議体」

　　　市町村が主体となり、各地域におけるコーディネーターと生活
　　　支援・介護予防サービスの提供主体等が参画し、定期的な情報
　　　共有及び連携強化の場として、中核となるネットワークであ
　　　る。主体となる運営組織は社会福祉法人や介護事業者、地域包
　　　括支援センター、町会・自治会、NPOや民間企業・商店街など
　　　多種多様である。

・「生活支援コーディネーターにおけるコーディネート機能」

　　　生活支援コーディネーターにおけるコーディネート機能は、3
　　　層で展開され、**生活支援体制整備事業**においては第1層・第2
　　　層が対象となる。

　　　　第1層　市町村区域
　　　　第2層　日常生活圏域（中学校区域等）
　　　　第3層　個々の生活支援・介護予防サービス事業

参考文献

・厚生労働省：地域包括ケアシステム.
　https://www.mhlw.go.jp/stf/seisakunitsuite/bunya/hukushi_kaigo/kaigo_koureisha/
　chiiki-houkatsu/ （2020.10.15 閲覧）
・厚生労働省：地域包括支援センター業務マニュアル.
　https://www.mhlw.go.jp/stf/shingi/2r98520000026b0a-att/2r98520000026b5k.pdf
　（2020.10.15 閲覧）

所得保障

　失業・疾病による所得の中断、老齢・死亡による所得の喪失、その他特別の出費等のために正常な生活水準を維持できないような場合に、定型的にあるいは補足的に現金給付を行う社会保障を所得保障という。所得保障には、社会保険（公的年金、雇用保険、労災保険）、各種社会手当、公的扶助等、多様な仕組みがある。

　本章では、これらのうち所得保障の中核的な役割を果たす公的年金をはじめ、社会手当、雇用保険、そして、労働者災害補償保険について解説する。

1．公的年金

　公的年金制度は、高齢で働けなくなったときや、障害を負ってしまったとき、一家の働き手が亡くなってしまったとき等に、社会全体でその後の暮らしを支えることを目的とした仕組みで、国民年金と厚生年金の2つの制度に大別される。ここでは、公的年金制度導入の背景と仕組み・保障内容についてみていく。

1）制度導入の背景

　かつては成人した子が親と同居する等して、家族で高齢の親を養うことが一般的で、高齢の親の生活は子の支えにより成り立っていた。しかし経済成長の過程で、若者がサラリーマンとして大都市に集中し都市化・核家族化が起こり、同居や近居で子が親を養うことが難しく

なるという状況が生じた。同時に、平均寿命が延びたため子が親を養う期間も次第に長くなり、子世代にかかる負担が大きくなった。こういった変化のなかで、社会全体で親世代（高齢者）を支える仕組み（＝社会的扶養）が必要とされ、それが公的年金として制度化された。

　公的年金制度により、子（現役世代）は保険料を支払うことで親（高齢者）の生活を支えることができ、親（高齢者）は子（現役世代）に負担をかけず自立した生活を送ることができているのである。

2）公的年金制度の運営と仕組み

　公的年金制度の運営は、現役世代が親世代の生活を支えるために保険料の納付義務を果たし、将来は子ども世代に支えてもらうという世代間扶養の仕組み（賦課方式）で成り立っている。賦課方式では、その時点の現役世代から徴収した保険料や税金が、高齢者等の年金支払いに充てられる。したがって、積立方式と比較し、インフレ（物価上昇）への対応力が高いという特徴がある。

　しかしこれは、あくまで「現役世代からの保険料収入」と「年金受給者への年金の支払い」がイコールとなるとの想定の下で成り立つことである。現状は、少子高齢化等の影響により保険料収入が不足し、年金受給者への支払いの約半分は税金（国庫負担）により賄われ、この仕組みを維持していくのが非常に厳しい状況にあるのが実際である。

3）公的年金の体系と構造

　日本の公的年金には、①老後の生活費として原則65歳から受け取ることができる老齢年金、②怪我や病気等で障害を負った場合に支払われる障害年金、③　一家の働き手の死亡時に残された遺族に支払われる遺族年金、の3種類の年金給付が組み込まれている。これらの年金はいずれも、1階部分と言われる国民年金（基礎年金）と2階部分

と言われる厚生年金の２階層で構成されている。そのため、老齢年金の場合は老齢基礎年金（１階部分）と老齢厚生年金（２階部分）、障害年金は障害基礎年金（１階部分）と障害厚生年金（２階部分）、遺族年金は遺族基礎年金（１階部分）と遺族厚生年金（２階部分）に分かれている（**図6-1**）。したがって、公的年金から給付を受ける場合は、老齢・障害・遺族のいずれかを国民年金（基礎年金）のみから受けるか、あるいは国民年金（基礎年金）と厚生年金の両方から受けるかになる。

　当然のことながら年金を受給する場合、国民年金（基礎年金）のみからの受給より、国民年金（基礎年金）と厚生年金の両方からの受給の方が年金の受給額は多くなる。

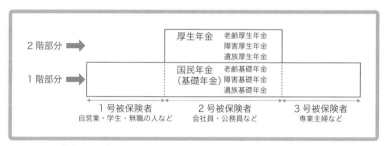

図6-1　公的年金の体系

表6-1　年金給付の種類

	国民（基礎）年金	厚生年金
老　齢	老齢基礎年金 保険料を納めた期間等に応じた額	老齢厚生年金 保険料を納付した期間や賃金に応じた額
障　害	障害基礎年金 障害等級に応じた額 （子がいる場合には加算あり）	障害厚生年金 賃金や加入期間、障害等級に応じた額
遺　族	遺族基礎年金 老齢基礎年金の満額に子の数に応じて加算した額	遺族厚生年金 亡くなった人の老齢厚生年金の3/4の額

4）年金受給額

　年金の受給額は、国民年金（基礎年金）のみに加入しているか、あるいは国民年金（基礎年金）の上乗せとして厚生年金にも加入しているかだけでなく、それぞれの年金の加入期間や支払った保険料（厚生年金では過去の報酬〔給与〕に比例した保険料）等によって決まる。

　例えば老齢年金の受給では、国民年金（基礎年金）のみの加入者より、国民年金（基礎年金）と厚生年金の両方への加入者の方が年金の受給額は多くなるだけでなく、給与収入が高く、より高い保険料を長い期間支払った人ほど年金の受給額も多くなる。一方で、障害年金や遺族年金に関しては、障害の初診日、死亡日の前日時点での納付要件や障害等級等が問われ、それによって受給額は変わってくる。

　国民年金に加入するか、厚生年金（国民年金＋厚生年金）に加入するかは、加入者の職業等によって分けられている加入者（被保険者）の種別によって決まる。

5）被保険者の種別

　公的年金の被保険者の種別は、【第1号被保険者】、【第2号被保険者】、【第3号被保険者】の3つに分かれ、それぞれ対象、加入する制度、保険料の納付方法等が異なる（**表6-2**）。

　【第1号被保険者】は、国民年金のみに加入する、自営業や農業等に従事する人、学生、無職の人等が対象となる。保険料は原則、被保険者本人が定額で負担する。

　【第2号被保険者】は、厚生年金保険の適用を受けている事業所に勤務する会社員や公務員が対象となる。保険料は、国民年金保険料を含んだ厚生年金保険料を労使折半で負担する（被保険者本人は厚生年金保険料の1/2を給与天引きで納めることとなる）。

　【第3号被保険者】は、第2号被保険者の配偶者で20歳以上60歳

未満の人が対象となる。ただし、年間収入が130万円以上で健康保険の扶養となれない人は第3号被保険者とはならず、第1号被保険者となる。保険料は配偶者が加入する年金制度が一括負担するため、被保険者本人の直接的な負担はない。

表6-2　被保険者の種別

	第1号被保険者	第2号被保険者	第3号被保険者
加入する制度	国民年金	国民年金 厚生年金	国民年金
対象者	20歳以上60歳未満で、自営業・農業等に従事する人・学生・無職の人等	厚生年金保険の適用を受けている事業所に勤務する会社員・公務員等	専業主婦等、第2号被保険者の配偶者で20歳以上60歳未満の人(年間収入130万円以上で健康保険の扶養になれない場合、第1号被保険者となる)
保険料の納付方法	各自が納付	勤務先を通じて納付(給料天引き)	自己負担なし(第2号被保険者の加入制度が負担)

6) 国民年金基金・企業年金

　国民年金に上乗せして厚生年金に加入している会社員等の給与所得者と、国民年金だけにしか加入していない自営業者等の国民年金の第1号被保険者とでは、将来受け取る年金額に大きな差が生じる。そこで、この年金額の差を解消するための上乗せ年金として制度化されたものが国民年金基金である。国民年金基金の加入者は、選択した給付のタイプ、口数、加入時年齢に応じた掛け金を納付し、国民年金受給時に上乗せ給付を受ける。

　一方で、従業員の福利厚生の一環として企業が任意に厚生年金に上乗せ給付を行う制度として企業年金がある。この制度のある企業に属する厚生年金加入者は、厚生年金受給時に更に上乗せした年金給付を

受けることができる。

　少子高齢化に加え、近年の就業構造の多様化により非典型労働者が増加し、年金保険料の未納者も増加する中で、制度の存続は非常に厳しい状況となりつつある。そんな中で、国民年金や厚生年金等の公的年金に対して私的年金と呼ばれる国民年金基金や企業年金等は、公的年金の給付低下を補う新たな役割が期待されつつある。

2. 社会手当

　社会手当とは、国民の安全・安心な生活を保障するための社会保障の一部で、法令に定められた一定の要件に当てはまれば、現金の給付が行われる仕組みである。社会保険のように事前に保険料等の支払いが必要なく、要件に当てはまれば現金の支給が行われる。また、公的扶助のような資産調査もなく、税を財源に条件を満たした人々に比較的普遍的に現金を給付する仕組みであるが、わが国の社会保障の中で社会手当が占める割合はごく一部である。

　国が実施している社会手当の例として、児童手当、児童扶養手当、特別児童扶養手当、障害児福祉手当、特別障害者手当がある（**表 6-3**）。

表 6-3　主な社会手当の種類

社会手当の種類		支給対象者
児童関連	児童手当	中学卒業までの児童の父母等
	児童扶養手当	ひとり親家庭等
障害者関連	特別児童扶養手当	障害児（20 歳未満）の父母等
	障害児福祉手当	著しく重度の障害児（20 歳未満）
	特別障害者手当	著しく重度の障害者（20 歳以上）

1）児童手当

　子ども・子育て支援を目的として支給される手当である。支給対象は、0歳から中学校卒業までの児童を養育している人で、児童1人あたりの月額支給額は、**表6-4**の通りである。ただし、児童を養育している人の所得が所得制限限度額以上の場合は、特例給付として月額一律5,000円が支給される。

表6-4　児童手当

児童の年齢	児童手当の額（一人あたり月額）
3歳未満	一律15,000円
3歳以上小学校終了前	10,000円 （第3子以降は15,000円）
中学生	一律10,000円

2）児童扶養手当

　離婚・死亡・遺棄等の理由によるひとり親家庭等の所得保障として支給される手当である。支給対象は、ひとり親等で18歳に達する日以降の最初の3月31日までの児童（障害児の場合には20歳未満）を養育する人で、児童1人あたり42,910円〜10,120円/月（所得に応じて決定）が支給される。

　なお、児童2人のときは、10,140円〜5,070円/月（所得に応じて決定）、児童3人のときは6,080円〜3,040円/月（所得に応じて決定）が加算される（2019年度実績）。

3）特別児童扶養手当

　精神又は身体に障害を有する20歳未満の児童を養育する家庭の所得保障として支給される手当である。障害の重さによって1級と2級

があり、支給額は 1 級で 52,200円/月、2 級で 34,770円/月である
（2019年度実績）。

4）障害児福祉手当

　精神又は身体に著しく重度の障害を有し、日常生活において常時の
介護を必要とする状態にある在宅の 20歳未満の障害児に支給される
手当である。支給額は 14,790円/月となっている（2019年度実績）。
ただし、受給者もしくはその配偶者又は扶養義務者の所得水準によっ
て支給制限がある。

5）特別障害者手当

　精神又は身体に著しく重度の障害を有し、日常生活において常時特
別の介護を必要とする 20歳以上の特別障害者に支給される手当であ
る。支給額は、27,200円/月となっている（2019年度実績）。ただ
し、受給者もしくはその配偶者又は扶養義務者の所得水準によって支
給制限がある。

3．雇用保険

　雇用保険は、労働者の雇用の安定や促進を目的とした政府管掌の保
険制度である。雇用保険の財源は、保険料（事業主と被保険者が負担）
と国庫負担金で賄われている。失業リスクが異なる産業別に、保険料
は若干異なる。

1）被保険者の種類と要件

　雇用保険の給付を受けるためには、雇用保険に加入し被保険者として一定の要件を満たす必要があるが、被保険者は年齢や雇用形態によって「一般被保険者」、「高年齢継続被保険者」、「日雇労働被保険者」、「短期雇用特例被保険者」の4種類に分かれる（**表6-5**）。

表6-5　被保険者の種類と要件

被保険者の種類	要　件
一般被保険者	1週間の所定労働時間が20時間以上であり、31日以上の雇用見込みがある65歳未満の者（一般会社員、パート・アルバイト・派遣等、雇用形態は問わない）
高年齢継続被保険者	一般被保険者のうち65歳以上の者
日雇労働被保険者	雇用期間の定めがなく日ごとに単発の仕事をしている者、または雇用期間が30日以内の者（建設現場や港湾運輸作業員、農林水産等の土工、荷扱夫、人夫等）
短期雇用特例被保険者	雇用契約期間が1年未満で、かつ、仕事の内容が季節の影響を強く受けるもので特定の季節のみ雇用される季節的労働者（スキー場で冬場のみ雇用されるもの等）

　「一般被保険者」とは、フルタイムで働く一般社員や、勤務日数・時間が一定水準を超える派遣社員やパートタイマー等の非正規労働者を指し、「高年齢継続被保険者」とは、一般被保険者のうち65歳以上の者（65歳を経過する前後に同一事業所で継続して被保険者でいる者）を指す。

　「日雇労働被保険者」とは、雇用期間の定めがなく日ごとに単発の仕事をしている人、または雇用期間が30日以内の人を指す。「短期雇用特例被保険者」とは、雇用契約期間が1年未満で、かつ、仕事の内容が季節の影響を強く受けるもので特定の季節のみ雇用される季節的労働者を指す。スキー場で冬場のみ雇用される人等がこれに該当する。

　なお、高等学校や大学、専門学校の昼間部の学生は雇用されても労働者と認められず被保険者とはならない。雇用保険では、上記の4種

類の被保険者に対して、それぞれに異なる基準で異なる給付金が支払われる。

２）給付の種類

　雇用保険の給付は、年齢や雇用形態によって異なるだけでなく、支払い対象によって「失業者への給付（求職者給付・就職促進給付・教育訓練給付）」、「就業者への給付（教育訓練給付・雇用継続給付）」、「事業主への給付（キャリアアップ助成金・特定就職困難者雇用開発助成金・トライアル雇用奨励金等）」、の大きく３種類に分かれる。

（１）求職者給付

　求職活動をしている失業者の生活を保護し、再就職のための技能習得を援助するための給付で、基本手当、高年齢求職者給付金等がこれにあたる。

　基本手当は一般被保険者に対する給付で、失業後、求職活動をしている一定期間（90〜360日）給付金が支給されるものである。失業理由や雇用保険への加入日数、加入中の給与額等によって、受給の可否、受給額、受給期間等が異なる。

　高年齢求職者給付金は高年齢継続被保険者に対する給付で、一般被保険者の「基本手当」にあたるものである。

（２）就職促進給付

　失業者の再就職の促進と援助を目的とした給付で、主に就職が決まったときや、就職後一定期間継続して働いたとき等に支給される。

（３）教育訓練給付

　職務能力や技能の習得を支援する者であり、被保険者期間が３年（初支給の場合は１年）以上のものが、厚生労働大臣が指定する教育

訓練を受けた場合、その費用の一部が支給される。

（4）雇用継続給付

　高年齢労働者、育児休業者、介護休業者が働き続けられるように援助するための給付で、「高年齢雇用継続給付」、「育児休業給付」「介護休業給付」がある。

（5）高年齢雇用継続給付

　60歳以上65歳未満の就業者で、雇用保険の加入期間が通算して5年以上の者が対象となる。高年齢雇用継続基本給付金（60歳以後の賃金が60歳時点の75％未満に低下した場合に支給）と高年齢再就職給付金（失業給付の受給残日数が100日以上残しての再就職の場合に支給）がある。

（6）育児休業給付

　1歳未満の子（例外あり）を養育するために育児休業を取得した場合に支給される。

（7）介護休業給付

　家族を介護するために休業（1人の対象家族にあたり93日分を最大3回まで分割して取得）した場合に支給される。

4．労働者災害補償保険

　業務中や通勤途中でのケガや病気および休業中の賃金の補償、更に後遺障害や死亡後の遺族への補償として保険給付が行われる制度で、保険加入はすべての労働者が対象となる。保険料は、事業主のみの負

担で、労働者側の負担はない。

　業種によって業務災害リスクが異なるため保険料もそれによって異なる。ただし業務災害発生状況によって保険料を最大 40％増減させるメリット制がある。

　労災認定の判断基準は、業務起因性の一般的な判断基準の他、各種の事故や疾病についての判断基準がある。

1）給付の種類

　業務災害に関する給付と通勤災害に関する給付に分かれ、いずれも、治療・療養のための現物給付（療養給付）と障害によって失われた所得を補償する現金給付（休業給付・傷病給付・障害給付・介護給付・遺族給付）がある。業務災害は「療養補償給付」、通勤災害は「療養給付」と名称に「補償」が入るか否かで、業務災害に関する給付か通勤災害に関する給付かが区別される。

（1）療養（補償）給付

　労働者が業務上又は通勤による傷病により療養を必要とする場合に、「療養の給付」が支給される。「療養の給付」は、労災病院や労災指定病院等にかかれば、原則として傷病が治癒するまで無料で療養を受けられる現物給付の制度で、業務災害の場合は被災労働者の負担金はない。一方、通勤災害の場合は定額の一部負担金がある。

（2）休業（補償）給付

　労働者が業務上の事由又は通勤による傷病の療養のために休業する場合、休業第 4 日目以降から休業（補償）給付（平均賃金の 60％）および休業特別支給金（平均賃金の 60％）が支給される。この場合、休業 1 日につき給付基礎日額の 20％が休業（補償）給付として支給される。休業（補償）給付を受けて 1 年 6 ヶ月以上経過後も重度の症状

である場合、傷病（補償）年金、傷病特別年金・傷病特別支給金が支給される。

（3）障害（補償）給付・介護（補償）給付

　身体に一定の障害が残った場合、障害（補償）給付および障害特別支給金の給付対象となる。障害の程度が重い（障害等級第1級〜第7級）場合は、障害（補償）年金、障害特別年金が支給される。障害の程度が第8級〜第14級の場合は、障害（補償）一時金および障害特別一時金が支給される。死亡した場合には遺族に遺族（補償）給付が支給される。また、介護を要する状態にあるときは介護（補償）給付が支給される。

　なお、厚生年金・国民年金は業務上・外を区別せず年金給付を行うため、労災年金と公的年金給付が同一の事由で併給される場合がある。その場合は、一定率を労災年金に乗じて減額し、給付が調整される。

6

所得保障

参考文献

・福田素生, 他：≪系統看護学講座　専門基礎分野≫ 健康支援と社会保障制度③ 社会保障・社会福祉(第19版). 医学書院, 2018.
・厚生労働省：日本の公的年金は「2階建て」, 公的年金制度の仕組み. (2020.10.15 閲覧)
　https://www.mhlw.go.jp/nenkinkenshou/structure/structure03.html

生活保護制度

1．生活保護法と制度の概要〜基本理念・原則

1）生活保護とは

　日本国憲法第25条に「すべて国民は、健康で文化的な最低限度の生活を営む権利を有する」とうたわれている。この実現に寄与するものとして、生活保護制度が位置付けられており、生活保護制度は、1950年の成立から、生活に困窮する人たちを支えてきた。

　生活保護の申請は、本人、扶養義務者、またはその他の同居の親族が行う。生活保護の相談・申請窓口は、居住地域を管轄する福祉事務所である。福祉事務所は市（区）部では市（区）が、町村部では都道府県が設置している。申請が受理された後、実地調査や資産調査等が行われる。

　つまり、生活保護の受給には①世帯単位で行うこと、②預貯金、生活に利用されていない土地・家屋等があれば売却等し生活費に充てること、③働くことが可能な人は、その能力に応じて働くこと、④年金や手当等他の制度で給付を受けることができる場合は、まずそれらを活用すること、⑤親族等から援助を受けることができる場合は、援助を受けること、という要件がある。

　そのうえで、世帯の収入と厚生労働大臣の定める基準で計算される最低生活費を比較して、収入が最低生活費に満たない場合に、保護が適用となる。生活保護の受給中は、収入の状況を申告し、世帯の実態に応じてケースワーカー（生活保護世帯の担当職員）が年数回の訪問調査を行う。また、就労の可能性がある人への助言や指導を行ってい

る。

　このように、生活保護の利用は、本人、扶養義務者またはその他の同居の親族の申請に基づいて開始することを原則としている。しかし、生活保護法第7条で「但し、要保護者が急迫した状況にあるときは、保護の申請がなくても、必要な保護を行うことができる」と窮迫した状況への対応が明示されており、第25条で「保護の実施機関は、要保護者が急迫した状況にあるときは、すみやかに、職権をもつて保護の種類、程度及び方法を決定し、保護を開始しなければならない」と職権による保護の責任についても明示されている。

2）生活保護法の基本原理

　生活保護法に示された生活保護制度の原理が第1条から第4条に規定されており、その内容を基本原理という。つまり、「国家責任による最低生活保障の原理（第1条）」、「保護請求権無差別平等の原理（第2条）」、「健康的で文化的な最低生活保障の原理（第3条）」、「保護の補足性の原理（第4条）」の4つの基本原理である。

　このうち、「国家責任による最低生活保障の原理」、「保護請求権無差別等の原理」、「健康的で文化的な最低生活保障の原理」は、国が守るべき内容について定めたものであり、「保護の補足性の原理」は保護を受ける国民が守るべき内容を定めている。

（1）国家責任による最低生活保障の原理

　国家の責任において、生活に困窮するすべての国民に保護を行い、その最低限度の生活を保障することを規定している。また単に、生活に困窮する人の生活を保障するだけではなく、積極的に保護を受ける人の将来的な自立の助長を図ることを目的としていることも規定されている。

（2）保護請求権無差別平等の原理

性別、社会的身分等はもとより、生活困窮に陥った原因を一切問わず、もっぱら生活に困窮しているかどうかという経済状態だけに着目して保護を行うと規定している。生活に困窮している人の思想や信条、社会的身分等による優先的・差別的な扱いを行うことを否定している。

（3）最低生活保障の原理

この原理で保障される最低限度の生活は、健康で文化的な生活水準を維持することと規定している。最低限度の生活の水準は、時代背景や地域によって異なる。単に生きるだけの生活水準ではなく、健康で人間らしい生活も含めた「健康で文化的な生活水準」でなければならない。何が健康で文化的な最低限度の生活であるかの判断は、そのときの厚生労働大臣が行う。

（4）補足性の原理

生活に困窮する人が、自分の資産、能力、その他あらゆるものを最低限度の生活の維持のために活用することを要件とし、また、この原理による保護よりも、私的扶養及び他の法律による給付を優先して活用しなければならないと規定している。生活保護の費用は国民の税金によって賄われている。厳格な資力調査（ミーンズテスト）が行われ、その調査に基づいて、最低限度の生活を維持するために不足する部分についてのみ補足的に給付が行われる。

補足性の原理に基づく要件は、「資産の活用」、「能力の活用」、「あらゆるものの活用」、「扶養の優先」、「他の法律による扶助の優先」から判断される。

①資産の活用

生活保護法による保護の実施要領において、最低生活の内容として

その所有又は利用を容認するに適しない資産は、原則として処分のうえ、最低限度の生活の維持のために活用する。資産とは、預貯金、土地、家屋、生活用品等の不動産、動産を含み幅広い。

②能力の活用

　能力とは稼働能力を示す。稼働能力があり、適当な就労先があるにもかかわらず働かない人は、保護を受けることができない。しかし、稼働能力があり、求職活動を行っている人は、保護を受けることができる。

③あらゆるものの活用

　一定の手続きを行えば資産となる年金や手当等、他の制度を受けることができる場合は、まずそれらを活用する。

④扶養の優先

　直系尊属、配偶者、子、孫および兄弟姉妹等の扶養義務者から援助を受けることができる場合は、援助を受ける。

⑤他の法律による扶助の優先

　老人福祉法、身体障害者福祉法、知的障害者福祉法、介護保険法等による措置・給付を優先して受ける。

3）生活保護法の原則

　生活保護法では、生活保護制度の具体的な実施にあたって、「申請保護の原則（第7条）」、「基準及び程度の原則（第8条）」、「必要即応の原則（第9条）」、「世帯単位の原則（第10条）」の4つの原則を定めている。

（1）申請保護の原則

　保護は、要保護者、その扶養義務者又はその他の同居の親族の申請に基づいて開始するものとすると規定されている。生活に困窮する人には保護を請求する権利が保障されており、申請を行うことでその権

利を行使したこととなる。

（2）基準及び程度の原則

　保護は、厚生労働大臣の定める基準により測定した要保護者の需要を基とし、そのうち、その者の金銭又は物品で満たすことのできない不足分を補う程度において行うものとすること、また、その基準は、要保護者の年齢別、性別、世帯構成別、所在地域別その他保護の種類に応じて必要な事情を考慮した最低限度の生活の需要を満たすに十分なものであって、且つ、これをこえないものでなければならないと規定されている。

　「健康で文化的な最低限度の生活水準」を具体的な金額で示したものを生活保護基準といい、その金額は、毎年4月1日に告示される。生活保護基準と、保護を必要とする人の実際の収入との差額を埋める形で保護が行われることとなる。

（3）必要即応の原則

　保護は、要保護者の年齢別、性別、健康状態等その個人又は世帯の実際の必要の相違を考慮して、有効且つ適切に行うものとすると規定されている。保護を必要とする者の背景は、健康状態や病気の種類、子どもの養育状況等によって異なる。一律に定められた保護基準に対して、保護を必要とする個々の実情に即して、有効かつ適切に給付内容が決められることとなる。

（4）世帯単位の原則

　保護は、世帯を単位としてその要否及び程度を定めるものとする。但し、これによりがたいときは、個人を単位として定めることができると規定されている。一般に、人の生活は世帯を単位として営まれる。ただ、例外的に、複数人で構成される世帯の一部の者に対して、個人単位で保護を行う「世帯分離」が適用されることもある。

2．生活保護の内容

1）扶助の種類と内容

　保護の種類は、①生活扶助、②住宅扶助、③教育扶助、④医療扶助、⑤介護扶助、⑥出産扶助、⑦生業扶助、⑧葬祭扶助の8つである。これらの扶助は、単給または併給として行われ、合計が最低生活費となる。

　給付の方法には現物給付と現金給付があり、④医療扶助を除いては原則として現金給付である。①生活扶助、②住宅扶助、⑧葬祭扶助については、居住地ごとの級地区分が設定されており、級地ごとに額が異なる。

（1）生活扶助

　衣食等のいわゆる日常生活に必要な基本的、経常的経費についての最低生活費を定めたものである。この生活扶助基準は、第1類費と第2類費に分けられ、特別の需要のある者にはさらに各種加算が合算される。

　① 第1類費（個人的経費）は、飲食物費や被服費等、個人単位に消費する生活費についての基準であり、年齢別に設定されている。第2類費（世帯共通的経費）は、世帯全体としてまとめて支出される経費であり、例えば、電気代、ガス代、水道代等の光熱水費や家具什器費等である。

　② 第2類費は、世帯人員別に設定されている。なお、冬季においては、寒冷の度合い等により、暖房費等の必要額が異なるため、こうした事情を考慮し、都道府県を単位として地域別に冬季加算額が設定されている。また、病院等に入院している被保護者に対し、身の回り品等の日常生活費を補填するものとして支給され

る入院患者日用品費用、介護施設に入所している被保護者に対し、利用者が施設に支払う身の回り品等（歯ブラシ、下着、寝衣等）の必需的な日常生活費を補填するものとして支給される介護施設入所者基本生活費がある。

③ 加算（特別の需要のある者が必要とする生活費）は、特別な需要に対応するものとして加算制度があり、第1類費、第2類費のほかにさらに一定額を上積みするものである。その他、年末において増加する食費や雑費等の経費を補填するものとして支給される期末一時扶助や、保護開始、出生、入学時等の際に、被服費や家具什器等の物資がなく、緊急やむを得ない場合に必要な経費を補填するものとして支給される一時扶助がある。

（2）住宅扶助

借家借間に居住する被保護者に対し、家賃等や転居時の敷金、契約更新料等を補填するものとして支給される家賃、間代等および、居住する家屋の補修や、畳、建具等の従属物の修理、豪雪地帯においては雪囲い、雪下ろし等に必要な経費を補填するものとして、必要を要すると認定された場合にのみ支給される住居維持費がある。補修規模は、社会通念上最低限度の生活にふさわしい程度とされている。

（3）教育扶助

小学生、中学生に対し、義務教育にかかる必要な学用品費や教科書代、給食費等を補填するものとして支給されるものである。ただし、修学旅行代は文部科学省の就学援助制度から支給される。

（4）医療扶助

病院等における医療サービスの利用にかかる経費を補填するものとして支給されるものである。診察および薬剤又は治療材料、医学的処置、手術及びその他の治療並びに施術、居宅における療養上の管理及

びその療養に伴う世話その他の看護、病院又は診療所への入院及びその療養に伴う世話、その他の看護等に対して支給される。

（5）介護扶助

介護保険サービスの利用にかかる経費を補填するものとして支給されるものである。居宅介護（居宅介護支援計画に基づき行うものに限る）、福祉用具、住宅改修、施設介護、介護予防（介護予防支援計画に基づき行うものに限る）、介護予防、福祉用具、介護予防住宅改修等に対して支給される。

（6）出産扶助

出産に伴い必要となる分娩介助や検査、室料等の経費を補填するものとして支給されるものである。分娩の介助、分娩前及び分娩後の処置、脱脂綿やガーゼその他の衛生材料に対して支給される。

（7）生業扶助

生計の維持を目的とする小規模の事業を営むための資金又は生業を行うための器具や資料代の経費を補填するものとして支給される生業費、生計の維持に役立つ生業につくために必要な技能を修得するための授業料や教材代等の経費を補填するものとして支給される技能習得費等がある。

（8）葬祭扶助

葬祭に伴い必要となる葬祭料や読経料等の経費を補填するものとして支給される。検案、死体の運搬、火葬又は埋葬、納骨その他葬祭のために必要なもの等に対して支給される。

２）保護施設

　保護は居宅保護を原則とするが、それによっては保護の目的を達することができないときや、本人が希望した場合、保護施設で保護を受けることもできる。保護施設は①救護施設、②更正施設、③医療保護施設、④授産施設、⑤宿所提供施設の５種類である。

（1）救護施設

　身体上又は精神上著しい障害があるために日常生活を営むことが困難な要保護者を入所させて、生活扶助を行うことを目的とする施設である。通所事業として、生活指導・生活調整等も行う。生活扶助を目的としている。

（2）更正施設

　身体上又は精神上の理由により養護及び生活指導を必要とする要保護者を入所させて、生活扶助を行うことを目的とする施設である。家出、放浪等によって正常な社会生活や就業を行えない者等を入所させ、社会復帰のための就業指導の援助等を行う。生活扶助を目的としている。

（3）医療保護施設

　医療を必要とする要保護者に対して、医療の給付を行うことを目的とする施設である。医療扶助を目的としている。

（4）授産施設

　身体上若しくは精神上の理由又は世帯の事情により就業能力の限られている要保護者に対して、就労又は技能の修得のために必要な機会及び便宜を与えて、その自立を助長することを目的とする施設である。生業扶助を目的としている。

（5）宿所提供施設

　住居のない要保護者の世帯に対して、住宅扶助を行うことを目的とする施設である。

3．生活保護制度の動向

1）生活保護の動向（平成30年10月時点）

　2018（平成30）年10月時点の生活保護受給者数は約210万人（保護率：1.66％）となっており、平成27年3月に現行制度下での過去最高を記録した後、減少傾向にあり、現在までに8万人程度減少している。

　受給者の動向を年代別にみると高齢者の受給者数の伸びが大きく、生活保護受給者の半数近く（平成28年7月末時点で約47％）は65歳以上の者となっている。保護世帯数の動向を世帯類型別にみても、社会全体の高齢化の進展と単身高齢世帯の増加を背景として高齢者世帯の増加が続いている。

2）改正生活保護法の成立

　2018（平成30）年2月に国会に提出した生活保護法改正案を含む「生活困窮者等の自立を促進するための生活困窮者自立支援法等の一部を改正する法律案」については、同年6月に可決された。主な内容は進学準備給付金の支給、無料低額宿泊所の規制強化、被保護者健康管理支援事業の創設等である。

3）子どもの大学等進学支援等について

　「生活保護世帯に属する子どもの大学等進学率」は、子どもの貧困対策の指標として設定されているが、2017（平成29）年4月時点で35.3％であり、全世帯の73.0％と比較して低い状況である。

　新たな支援策として、大学等に進学した場合に新生活立ち上げ費用として一時金を支給する「進学準備給付金」制度を創設したほか、2018（平成30）年度から進学後も転居せずに引き続き出身世帯から通学する場合に住宅扶助費を減額しない措置を講じている。

4）医療扶助の適正化・健康管理支援等について

①被保護者健康管理支援事業

　2018（平成30）年の生活保護法改正により「被保護者健康管理支援事業」が創設され、2021（令和3）年1月から必須事業として施行されることとなった。本事業は、多くの健康課題を抱えていると考えられる被保護者に対しては、経済的自立のみならず日常生活自立・社会生活自立といった観点から、医療と生活の両面において支援を行う必要があるという考え方により、医療保険におけるデータヘルスを参考に、福祉事務所がデータに基づき被保護者の生活習慣病の発症予防や重症化予防等を推進するものである。

②頻回受診の適正化

　同一傷病について、同一月内に同一診療科目を15日以上受診しており、短期的・集中的な治療を行う者を除き、治療にあたった医師や嘱託医が必要以上の受診と認めた者を頻回受診の指導対象としている。一定回数以上の頻回受診者については、医療機関受診の際に福祉事務所の職員が付き添う等の指導強化を行うモデル事業を推奨している。

③薬局と連携した薬学的管理・指導の強化等

被保護者が処方せんを持参する薬局をできる限り一ヵ所にし、本人の状況に応じて、薬局において薬学的管理・指導を実施するとともに、薬剤師が重複処方等について医師に情報提供を行うものである。

④後発医薬品の使用原則化

　生活保護法第34条3項を改正し、生活保護制度においては、医師又は歯科医師（以下、「医師等」という）が医学的知見に基づき使用を認めている場合に限り、後発医薬品の使用を原則化しており、2018（平成30）年10月1日から施行されている。

4. 生活困窮者自立支援制度の概要

1）生活困窮者自立支援制度とは

　2015（平成27）年4月から開始された制度であり、働きたくても働けない、住む所がない等の人に対し、専門の支援員が相談者に寄り添いながら、他の専門機関と連携して、解決に向けた支援を行う制度である。

2）支援の内容

①自立相談支援事業

　支援員が相談を受けて、どのような支援が必要かを相談者と一緒に考え、具体的な支援プランを作成し、寄り添いながら自立に向けた支援を行うものである。

②住居確保給付金の支給

　離職等により住居を失った人、または失うおそれの高い人には、就職に向けた活動をする等を条件に、一定期間、家賃相当額を支給し、

生活の土台となる住居を整えた上で、就職に向けた支援を行うものである。

③就労準備支援事業

「社会との関わりに不安がある」、「他の人とコミュニケーションがうまくとれない」等、直ちに就労が困難な人に6か月から1年の間、プログラムに沿って、一般就労に向けた基礎能力を養いながら就労に向けた支援や就労機会の提供を行うものである。

④家計相談支援事業

家計状況の「見える化」と根本的な課題を把握し、相談者が自ら家計を管理できるように、状況に応じた支援計画の作成、相談支援、関係機関へのつなぎ、必要に応じて貸付のあっせん等を行い、早期の生活再生を支援するものである。

⑤就労訓練事業

直ちに一般就労することが難しい人のために、その人に合った作業機会を提供しながら、個別の就労支援プログラムに基づき、一般就労に向けた支援を中・長期的に実施するものである。

⑥生活困窮世帯の子どもの学習支援

子どもの学習支援をはじめ、日常的な生活習慣、仲間と出会い、活動ができる居場所づくり、進学に関する支援、高校進学者の中退防止に関する支援等、子どもと保護者の双方に必要な支援を行うものである。

⑦一時生活支援事業

住居をもたない人、またはネットカフェ等の不安定な住居形態にある人に、一定期間、宿泊場所や衣食を提供するものである。退所後の生活に向けて、就労支援等の自立支援も行う。

障害者福祉

chapter 8

1. 障害者福祉の理念

　障害者福祉の理念は、厚生労働省が障害者自立支援法を改正し、2013（平成 25）年 4 月に施行され最初の改正が行われた 2018（平成 30）年 4 月より施行されている「障害者の日常生活及び社会生活を総合的に支援するための法律」の第一条の二に基本理念として次のように明記されている。

　「障害の有無にかかわらず、全ての国民が基本的人権を持つ個人として尊厳を尊重され、共に生きる社会を実現すること。そのために、障害のある人が地域社会で日常生活や社会生活を営むための支援を受けることができること、妨げとなる物事や制度、観念等あらゆるものの除去に努めること」とあり、この考え方がノーマライゼーションの基礎になっている。

　この考え方をもとに厚生労働省が提唱しているノーマライゼーションの理念とは、障害のある人が障害のない人と同等に生活し、ともにいきいきと活動できる社会を目指すことである。

　ノーマライゼーションの成り立ちは、1950 年代にデンマークのバンク・ミケルセンが提唱した「どのような障害があろうと一般の市民と同等の生活と権利が保障されなければならない」という考え方に基づく。大規模収容施設へ入所中の障害者らが非人間的な扱いを受けている事実を知った保護者らが中心となり、悲惨な現状を改善していこうという運動がもともとの始まりである。1959（昭和 34）年にデンマークではノーマライゼーションに関する法律が制定された。

　スウェーデン知的障害児者連盟のベンクト・ニィリエは、ノーマラ

イゼーションの8つの原理を以下のように定義した。この考え方が世界中に広まり現在に至っている。

① 1日のノーマルなリズム
② 1週間のノーマルなリズム
③ 1年間のノーマルなリズム
④ ライフサイクルでのノーマルな発達的経験
⑤ ノーマルな個人の尊厳と自己決定権
⑥ その文化におけるノーマルな両性の形態すなわちセクシャリティと結婚の保障
⑦ その社会におけるノーマルな経済的水準とそれを得る権利
⑧ その地域におけるノーマルな環境水準

　国際連合は 1975 年に「障害者の権利宣言」を採択しリハビリテーション、労働、経済保証、差別、搾取からの保護を主張した。
　わが国では 1980 年代からノーマライゼーションの理念が浸透し、障害者福祉施策が大きな転換期を迎えた。

2. 障害者（児）の状況

　障害者について、障害者総合支援法では、第四条において以下の4つのように定義している。

① 身体障害者（身体障害者福祉法第四条で規定）のうち 18 歳以上の者
② 知的障害者（知的障害者福祉法でいう）のうち 18 歳以上の者
③ 精神障害者（精神保健及び精神障害者福祉に関する法律第五条に規定）のうち 18 歳以上の者（発達障害のある者を含む）

④ 難病（治療方法が確立していない疾患その他の特殊な疾患で政令で定めるものによる障害の程度が厚生労働大臣が定める程度）のある18歳以上の者

　平成30年度版障害者白書によると、わが国の身体障害者数は約436万人、知的障害者108万2,000人、精神障害者392万4,000人の合計936万6,000人である。

　身体障害は、①視力障害、②聴覚・言語障害、③肢体不自由、④内部障害等がある。福祉サービスを受けるためには身体障害者手帳を取得することが原則である。身体障害は1級から6級までの6段階に分類される。

　知的障害は、計算ができない、漢字の読み書きが難しい、抽象的な考えができない等の特徴がある。

　精神障害は、精神機能面の障害の総称である。最近は、うつとアルツハイマー型認知症患者が増加傾向である。また、2011（平成23）年からは障害者福祉法の改正により、学習障害（LD）等の発達障害が精神障害に含まれるようになった。

　精神保健福祉手帳の等級は重度の1級、中度の2級、軽度の3級に分類される。

3．障害者（児）に関する法律・施策

1）障害者基本法

　障害者基本法は、1993（平成5）年に心身障害者対策基本法（1970〔昭和45年〕に成立）から改正された。

　障害者の自立及び社会参加の促進のための支援等のための施策を総

8

障害者福祉

103

合的かつ計画的な推進を目的とし、基本理念には、①全て障害者は、社会を構成する一員として社会、経済、文化その他あらゆる分野の活動に参加する機会が確保される、②障害の定義も身体障害、精神薄弱（現在は知的障害）に加え、精神障害とする、③障害者福祉についての関心と理解を深めるために12月9日を「障害者の日」と規定した。

2004（平成16）年の再改定では、障害者の施策の総合的かつ計画的な推進を図るため、障害者に対して、障害を理由として、差別すること、その他の権利利益を侵害する行為をしてはならないこと、政府は障害者基本計画を策定しなければならないとし、都道府県や市町村においてもこれに準じた計画の策定義務を規定すること、雇用の促進等、公共的施設の利用及び情報の利用等の分野における都道府県や市町村の責務の規定を整備するとともに、事業主に対し、これらの分野における所要の努力義務の規定等が盛り込まれた。

2011（平成23）の抜本的改正では、障害の定義を身体障害、知的障害、精神障害（発達障害を含む）、その他の心身の機能の障害及び社会的障壁により継続的に日常生活又は社会生活に相当な制限を受ける状態にあるものとした。

また、「障害者の日（12月9日）」から「障害者週間（12月3〜9日）」への拡大、障害者は社会を構成する一員として社会、経済、文化その他あらゆる分野の活動に参加する機会が確保され、地域社会において他の人々と共生することを妨げられないこと、国及び地方公共団体は、障害者の性別、年齢、障害の状態及び生活の実態に応じて、防災及び防犯に関し必要な施策を講じなければならないこと等が盛り込まれた。

2）障害者の日常生活及び社会生活を総合的に支援するための法律（障害者総合支援法）

障害者の日常生活及び社会生活を総合的に支援するための法律（以下障害者総合支援法とする）は、障害者自立支援法の改定法として

2012（平成 24）年に成立し、2013（平成 25）年に施行された。

　この法律は、障害者基本法の基本的な理念にのっとり、障害者及び障害児が基本的人権を有する一人の人として尊重され、日常生活や社会生活をするために必要な障害者（児）福祉サービスに係る給付、地域生活支援事業その他の支援を総合的に提供するためのものである。

　基本理念は、全ての国民が、障害の有無にかかわらず基本的人権をもつ個人として尊重され、お互いが人格と個性を尊重し合いながら共に生きる社会を実現すること、障害者が身近な場所において必要な日常生活又は社会生活を営むための支援を受けることができること、障害者及び障害児にとっての社会的障壁の除去に努めること等を総合的かつ計画的に行わなければならないとした。

　障害者総合支援法となるまでの改定の経緯には、障害者福祉に関する制度は行政（都道府県や市町村）がサービスの利用先や内容等を決める「措置制度」から、障害のある者本人の意思に基づいてサービスの利用ができる「支援費制度」へ変更された。支援費制度への変更によりサービス利用が増え、財源の問題やサービスの地域格差等も指摘されるようになったため、新たに障害者自立支援法（2005年）が制定された。

　2010（平成 22）年には自立支援法を改正し、1 割の自己負担額を改め、利用者の収入に見合った自己負担（障害年金が収入の中心であれば自己負担なし）となった。そして 2013（平成 25）年に現在の「障害者総合支援法」が成立した。

　障害者総合支援法における障害者は、身体障害者、知的障害者、精神障害のうち 18 歳以上の者（発達障害のある人を含む）、難病（治療方法が確立していない疾患その他の政令で定める特殊な疾病による障害により、継続的に日常生活または社会生活に相当な制限を受ける程度である者）のある 18 歳以上の者としており、さらに 2018（平成 30）年 4 月 1 日から難病の対象疾病が 359 へ拡大された。

　また、利用できるサービスの種類や量を決める際に障害の多様な特

8

障害者福祉

性や心身の状態に応じて必要とされる標準的な支援の度合いにより区分する「障害支援区分」を導入した。

障害者総合支援法による福祉サービスは、主に障害福祉サービスに係る給付、自立支援給付と地域生活支援事業の2つがある。

障害者福祉サービスに係る自立支援給付には、介護給付と訓練等給付がある。介護給付には、自宅で入浴や食事の介助等を行う居宅介護（ホームヘルプサービス）、行動上著しい困難があり常に介護を必要とする人に自宅や入院先で身体介護や家事援助等を提供する重度訪問介護、視覚障害の人への同行援護、行動に伴う危険を回避するための行動援護、医療機関に入院中の人に機能訓練や日常生活の介護を提供する療養介護、常に介護を必要とする人へ日常生活上の支援に加え、創作的活動や生産活動の機会を提供する生活介護、短期入所（ショートステイ）、重度の障害の人に対し、包括的なサービスを提供する重度障害者等包括支援や施設入所支援がある。

訓練等給付には、日常生活や社会生活を営むために必要な身体機能や生活能力の維持・向上のための①自立訓練（リハビリテーション等を行う「機能訓練」と食事や家事等の訓練を行う「生活訓練」）がある。また、一般企業での就労を希望する人に対し、働くために必要な知識や能力を身につけるための②就労移行支援、一般企業での就労は難しい人に就労の機会の提供と、知識や能力向上のための訓練を提供する③就労継続支援、一人暮らしをする人の自宅を定期訪問して支援する④自立生活援助、「グループホーム」で暮らす人に対し支援を提供する⑤共同生活援助、就労移行支援を受けて就職した人が就労に伴う生活上の困難に対応する支援である⑥就労定着支援がある。

地域生活支援事業として提供されるサービスは、市町村が主体の事業と都道府県が主体の事業がある。市町村事業には、意思疎通支援や、日常生活用具給付、移動支援、相談支援、成年後見制度利用支援、地域活動支援センター等がある。都道府県事業には、専門性の高い相談支援事業や専門性の高い意思疎通支援を行う者の養成・派遣、

意思疎通支援を行う者の派遣にかかる市町村との連絡調整等がある。

　2018（平成30）年4月には改正法が施行された。その際、①障害者の望む地域生活の支援では、障害福祉サービスに自立生活援助、就労定着支援を創設し、重度訪問介護を利用している場合、医療機関の入院中も利用中のヘルパーの支援を受けられるよう重度訪問介護の訪問先を拡大した。②障害児支援のニーズの多様化へのきめ細やかな対応では、居宅訪問型児童発達支援のサービスが設けられた。③サービスの質の確保・向上に向けた環境整備では、補装具費の支給範囲の拡大や、都道府県が障害福祉サービス提供者の情報を公開する制度等が創設された。

3）身体障害者福祉法

　身体障害者福祉法は、福祉6法の1つとして1949（昭和26）年に制定された。身体障害者福祉法とは、18歳以上の身体障害者を対象に、障害者自立支援法と相まって身体障害者の自立と更生を援助し、必要な保護を行って、生活の安定に寄与する等、福祉の増進を図ることを目的とした法律である。身体障害者手帳の交付、身体障害者更生援護施設等、福祉の措置、事業や施設、費用等に関して定めている。

参考文献

・厚生労働省：地域生活支援事業について.
　https://www.mhlw.go.jp/bunya/shougaihoken/chiiki/gaiyo.html.（2020.10.15 閲覧）
・中央法規出版編集部編：改正障害者総合支援制度のポイント. pp92-97, 中央法規出版, 2016.
・内閣府：平成27年版障害者白書（全体版）, pp188-193.
　https://www8.cao.go.jp/shougai/whitepaper/h27hakusho/zenbun/pdf/furoku01.pdf
　（2020.10.15 閲覧）
・福田素生, 他：≪系統看護学講座 専門基礎分野≫ 健康支援と社会保障制度③ 社会保障・社会福祉.
　pp175-193, 医学書院, 2018.

4）知的障害者福祉法

（1）法律の目的

　知的障害者の自立と社会経済活動への参加を促進するため、知的障害者を援助するとともに必要な保護を行い、知的障害者の福祉を図ることを目的としている（第1章第1条）。

　上記により知的障害者は、自己の能力を活用し、社会経済活動に参加する権利を有する。また、全ての知的障害者は、社会を構成する一員として認められ、社会、経済、文化、その他のあらゆる分野の活動に参加する権利を保証されている。

（2）法律を履行するための国、地方公共団体及び国民の責務について

　国及び地方公共団体は、知的障害者の福祉について国民の理解を深めるとともに、知的障害者の自立と社会経済活動への参加を促進するための支援と必要な保護に努めること（以下「更生援護」と示す）、また、国民は、知的障害者の福祉について理解を深めるとともに、知的障害者の社会経済活動に参加しようとする努力に対し、協力する責務がある。

（3）更生援護の実施について

　主に知的障害者の居住地である市町村が行う。内容は①知的障害者の福祉に関し、必要な実情の把握に努める。②知的障害者の福祉に関し、必要な情報の提供を行う。③知的障害者の福祉に関する相談に応じ、必要な調査及び指導を行うこと、並びにこれらに付随する業務を行う。

（4）サポートの対象について

　各都道府県は知的障害者更生相談所を設置し、ここで判定を受けた

１８歳以上の者が主に対象となる。また１８歳未満の者は児童福祉法のもと児童相談所を利用する。

（５）知的障害者にかかる費用は？

知的障害を有する人がサービスを利用する際、当事者及び扶養者の自己負担の能力に応じて徴収することができる。

５）精神保健及び精神障害者福祉に関する法律（精神保健福祉法）

目的（第１条）：精神障害者の医療及び保護、精神障害者の社会復帰の促進、精神障害の発生予防や国民の精神的健康の保持・増進等を行い、精神障害者の福祉の増進と国民の精神保健の向上を図ることである。

精神障害者の定義（第５条）：統合失調症、精神作用物質による急性中毒又はその依存症、知的障害、精神病質その他の精神疾患を有するもの。

精神医療審査会（第14条）：精神科病院に入院している患者やその家族から退院請求や処遇改善請求があったときにその入院や処遇が適当であるかの審査を行う。

精神保健指定医（第18条）：精神科医療においては本人の意思によらない入院や行動制限が行われる場合があり、人権に配慮する必要がある。そのため、一定の実務経験や研修を受けた医師のなかから厚生労働大臣が指定する。

表 8-1　入院制度について

入院形態	趣旨	精神保健指定医の診察	同意者 / 措置者
任意入院 (第 20 条、第 21 条)	本人の意思による入院	不要	本人
医療保護入院 (第 33 条)	本人の同意が得られない場合に、家族等[注]の同意による入院	必要(特定医師でも可)	家族等[注]
応急入院 (第 33 条の 7)	急速を要し、家族等の同意を得ることができない場合の入院	必要	精神科病院管理者
措置入院(第 29 条)／緊急措置入院 (第 29 の 2)	ただちに入院させなければ自傷他害のおそれのある場合の入院(緊急措置入院は措置入院に関わる手続きをとれない場合に行い、72 時間に限る)	2 人の医師の診察の一致が必要(緊急措置入院の場合は 1 人)	都道府県知事

注)家族等とは配偶者、親権者、扶養義務者、後見人及び保佐人のことであり、2013(平成 25)年に改正された。

医療保護入院者の退院促進措置：2013（平成 25）年の法律改正により、①**退院後生活環境相談員**の選任、②地域援助事業者の紹介、③医療保護入院者退院支援委員会の設置が精神病院管理者に義務付けられた。

6）発達障害者支援法

　発達障害は 1993（平成 5）年に「障害者基本法」の制定により、精神障害者が支援の対象となった後でも、発達障害は知的障害が伴わない限り対象外とされていた。2005（平成 17）年から「発達障害者支援法」[1] が施行となり、発達障害の定義が確立し、発達障害の位置づけが定着してきた。
目的・基本理念（第 1 条、2 条の 2）：
・≪個人としての尊厳に相応しい日常生活・社会生活を営むことがで

きるように≫発達障害の早期発見と発達支援を行い、≪支援が切れ目なく行われる≫ことに関する国及び地方公共団体の責務を明らかにする。

・発達障害者の自立及び社会参加のための生活全般にわたる支援を図り、≪障害の有無によって分け隔てられることなく（社会的障壁の除去）、相互に人格と個性を尊重（意思決定の支援に配慮）しながら共生する社会の実現に資する≫。

発達障害者の定義（2条）：発達障害（自閉症、アスペルガー症候群その他の広汎性発達障害、学習障害、注意欠陥多動性障害等の脳機能の障害があり、通常低年齢で発現する障害）がある者で、発達障害及び≪社会的障壁により≫日常生活及び社会生活に制限を受けるものである。

発達障害者支援センター：当事者や家族に対して、相談事業、発達支援、就労支援及び情報提供の実施と他部門との連携・調整を行う。

　注）≪　≫部分は 2016（平成 28）年に改正された部分である。

参考文献

1）厚生労働省：みんなのメンタルヘルス　精神保健福祉法.
https://www.mhlw.go.jp/kokoro/nation/law.html　（2020 年 10 月 15 日閲覧）
2）厚生労働省：発達障害者支援法.
https://www.mhlw.go.jp/file/05-Shingikai-12601000-Seisakutoukatsukan-Sanjikanshitsu_Shakaihoshoutantou/0000128829.pdf　（2020 年 10 月 15 日閲覧）
3）厚生労働省：発達障害者支援施策.
https://www.mhlw.go.jp/stf/seisakunitsuite/bunya/hukushi_kaigo/shougaishahukushi/hattatsu/gaiyo.html　（2020 年 10 月 15 日閲覧）

7）障害者の雇用の促進等に関する法律（障害者雇用促進法）

　1960（昭和 35）年に制定された身体障害者雇用促進法の目的は、障害者の雇用義務等に基づく雇用の促進等のための措置、職業リハビリテーションの措置等を通じて、障害者の職業の安定を図ることである。

事業主に対し、障害者雇用率に相当する人数の障害者の雇用を義務づける事業主に対する措置と納付金制度がある。具体的には、障害者の雇用に伴う事業主の経済的負担の調整を図ることと障害者を雇い入れるための施設の設置、納付金制度としては、介助者の配置等に対し助成金を支給することである。

　障害者本人に対する措置としては、職業リハビリテーションの実施内容は雇用義務制度がある。推進する地域の就労支援関係機関において、福祉施策との有機的な連携を図りつつ障害者の職業生活における自立支援をすることである。

　1987（昭和62）年に身体障害者雇用促進法の名称が障害者の雇用の促進等に関する法律（障害者雇用促進法）へ改正され、精神障害者と知的障害者が含まれ全ての障害者が雇用促進の対象となった。

　2008（平成20）年に改正され、2009（平成21）年4月に施行された障害者雇用促進法の主な改正概要は、中小企業における障害者雇用の促進と短時間労働に対応した雇用率制度の見直しの2点である。

　2013（平成25）年に改正され、2016（平成28）年4月に施行された障害者雇用促進法の主な改正概要は、雇用の分野における障害者に対する差別の禁止及び障害者が職場で働くに当たっての支障を改善するための措置（合理的配慮の提供義務）を定めるとともに、障害者の雇用に関する状況に鑑み、精神障害者を法定雇用率の算定基礎に加える等の措置を講ずることである。具体的な内容は、障害者の権利に関する条約の批准に向けた対応と法定雇用率の算定基礎の見直しの2点である。

8）障害を理由とする差別の解消の推進に関する法律（障害者差別解消法）

　障害者差別解消法の正式名称は「障害を理由とする差別の解消の推進に関する法律」である。この法律の目的は、障害のある人もない人

も、互いに、その人らしさを認め合いながら、共に生きる社会をつくることを目指すものである。この法律は2013（平成25）年6月に制定され、2016（平成28）年4月に施行された。

「障害者」の定義について、障害者差別解消法では第二条に「障害者」とは「身体障害、知的障害、精神障害（発達障害を含む）その他の心身の機能の障害（以下「障害」と総称する）がある者であって、障害及び社会的障壁により継続的に日常生活又は社会生活に相当な制限を受ける状態にあるものをいう」と定義している。

障害者差別解消法は、障害を理由とする差別を解消するための支援措置を定めている。具体的な措置は、不当な差別的取扱いの禁止と合理的配慮の提供の2つである。

不当な差別的取扱いについて具体的には、①障害のある人に対して、正当な理由なく、障害を理由として財・サービスや各種機会の提供を拒否すること、②障害のある人に財・サービスや各種機会を提供するにあたり、正当な理由なく、障害を理由として場所や時間帯等を制限すること、③障害のない人に対しては付けない条件を付けること等により、障害のある人の権利や利益を侵害することである。

合理的配慮とは、障害のある人と障害のない人が均等に平等な機会を確保し、社会的障壁をなくすための対応や支援のことである。

9）障害者虐待の防止、障害者の養護者に対する支援等に関する法律（障害者虐待防止法）

障害者虐待防止法の正式名称は「障害者虐待の防止、障害者の養護者に対する支援等に関する法律」である。この法律は、国や地方公共団体、障害者福祉施設従事者等、使用者等に障害者虐待の防止等のための責務を課すとともに、障害者虐待を受けたと思われる障害者を発見した者に対する通報義務を課す等を定めている。この法律は、2011（平成23）年6月に制定され、2012（平成24）年10月から

施行された。

　障害者虐待防止法は、「障害者虐待」について、以下の3つを定義している。「養護者」による障害者虐待、「障害者福祉施設従事者等」による障害者虐待、「使用者」による障害者虐待である。また、障害者虐待とは、以下のいずれかに該当する行為を指す。

　身体的虐待、性的虐待、心理的虐待、放棄・放任（ネグレクト）、経済的虐待である。

10）障害者基本計画

　国内の障害者施策に関する基本法は、1970（昭和45）年に制定された心身障害者対策基本法である。心身障害者対策基本法の目的は、心身障害者対策の総合的推進を図ることである。この法律で心身障害者について、心身障害があるため長期にわたり日常生活又は社会生活に相当な制限を受ける者と定められている。

　1993（平成5）年に心身障害者対策基本法は、障害者基本法に改正された。障害者基本法では、心身障害者に加え、精神障害により長期にわたり日常生活又は社会生活に相当な制限を受ける者についても、新たに障害者と定めた。目的は、障害者の自立とあらゆる分野の活動への参加の促進に改められた。

　2004（平成16）年に障害者基本法は、改正され新たに基本理念として障害者差別等をしてはならないと定めた。また、中央障害者施策推進協議会が創設された。

　2011（平成23）年の改正では、障害者の権利に関する条約の社会モデルの考え方や合理的配慮の概念が取り入れられた。また、障害者政策委員会が設置された。この委員会設置の目的は障害者基本計画の実施状況を監視することであった。

　2013（平成25）年に障害者基本法に基づき、障害者基本計画（第3次）が閣議決定された。障害者基本計画（第3次）では、以下の5

点が提唱された。①障害者の自己決定の尊重及び意思決定の支援、②当事者本位の総合的な支援、③障害特性等に配慮した支援、④アクセシビリティの向上、⑤総合的かつ計画的な取組の推進であった。

　2018（平成30）年から5年間の予定で障害者基本計画（第4次）が始まった。本計画の位置づけは、障害者の自立及び社会参加の支援等のための施策の総合的かつ計画的な推進を図るために策定されるものであり、政府が講ずる障害者のための施策の最も基本的な計画とした。

　障害者基本計画の基本的方向性は、以下の4つである。①2020（令和2）年の東京パラリンピック（COVID-19の世界的流行により開催延期）を契機として、社会のバリア（社会的障壁）除去をより強力に推進すること、②障害者権利条約の理念を尊重し、整合性を確保すること、③障害者差別の解消に向けた取組を着実に推進すること、④着実かつ効果的な実施のための成果目標を充実させること、である。

11）依存症対策
（アルコール依存、薬物依存、病的賭博またはギャンブル依存症）

　依存症には、物質依存とプロセス依存がある。物質依存は、アルコールや薬物等の精神に依存する物質を原因とする依存症状である。繰り返し依存性物質を摂取すると、次第に使用量や使用回数が増加するため、自分自身でコントロールができなくなる。プロセス依存は、特定行為や過程に必要以上に熱中し過ぎてしまう依存症状である。

　依存症発症は、アルコール、薬物等やギャンブルにより快楽を得る。物質や行動が、繰り返し行われると脳が刺激に慣れてしまい、より強い刺激を求め、自己コントロールが不能になる。

　依存の原因は、神経伝達物質ドパミンが関係している。

（1）アルコール依存

　アルコール健康障害は、飲酒運転、暴力、虐待、自殺等、様々な問

題と密接に関連する。2014（平成26）年にアルコール健康障害対策基本法が施行され、2016（平成28）年にアルコール健康障害対策推進基本計画が策定された。

　基本的方向性は、正しい知識の普及及び不適切な飲酒を防止する社会づくり、誰もが相談できる相談場所と、必要な支援につなげる相談支援体制づくり、医療における質の向上と連携の促進、アルコール依存症者が円滑に回復、社会復帰するための社会づくりである。

（2）薬物依存

　以前は薬物中毒と呼ばれていた薬物依存は現在、薬物依存、薬物中毒、薬物乱用の3つに分類されている。薬物依存の特効薬は存在しない。治療は薬物を再使用しないように自己管理し続ける強い意思を持続する自分との長い闘いである。だが現実は非常に困難である。認知行動療法等の治療プログラムを体系的に取り組んでいる医療施設等に通院する。ダルク、NA等の自助活動グループに参加し続け、新しい仲間をつくることが大切である。

（3）病的賭博（ギャンブル依存症）

　病的賭博は、その人の人生に大きな損害が生じるにも関わらず、ギャンブルを続けたいという衝動が抑えられない病態である。原因は、生物学的要因、遺伝的要因、環境要因が組み合わさり、脳内の神経伝達物質ドパミンが関係している。

　厚生労働省は、これらの依存症対策として、全国拠点機関における依存症医療・支援体制の整備、地域における依存症の支援体制の整備、民間団体支援、依存症に関する調査研究事業、依存症に関する普及啓発の実施、依存症民間団体支援等の支援を行っている。

児童家庭福祉

1. 児童家庭福祉の理念

1) 児童福祉と児童家庭福祉

　「児童家庭福祉」は「子ども家庭福祉」とも称されるが、法律上では「児童」という言葉が使われているため、本稿では児童家庭福祉という言葉で統一する。

　「児童家庭福祉」の概念は、それまでの「児童福祉」の概念に「家庭」を含めた新しい概念であり、1980年代以降から一般化されてきた。従来の「児童福祉」は要保護児童や母子家庭における対策を主としており、児童を育成する家庭の機能を代替えするものであった。しかし、今日では、一般の児童や家庭においても様々なニーズが生じており、従来のように、特定の児童や家庭にのみ視点を当てているのではなく、すべての児童の健全育成を目指し、児童の生活の基盤である家庭や、それらを取り巻く環境である地域社会をも含めた対応が必要となってきた。そして、児童と児童が育っていく環境としての家庭との関係は切り離せないものであるという考え方が一般的になってきた。

　これらのパラダイムシフトによって今日では「児童福祉」は「児童家庭福祉」と称されるようになった。

2) 児童家庭福祉の理念

　児童家庭福祉の理念を理解するためには、まず、従来の児童福祉の基本理念を理解しておくことが必要である。

児童福祉の根本となる法律である児童福祉法は、昭和22（1947）年に制定された。次世代の担い手である児童の健全育成と福祉の積極的増進を基本原理とするものである。

児童福祉法の根拠は日本国憲法（第25条）である。しかしその条文には児童福祉に関する具体的な内容はふれられていない。児童福祉法は日本国憲法で謳われている国民の権利を児童に限定して具体的に保障するものである。

児童福祉法の総則には「すべて国民は、児童が心身ともに健やかに生まれ、且つ、育成されるよう努めなければならない」（第1条）と定められている。同法では、児童の定義を「１８歳に満たないもの」と定義している。そして「すべて児童は、ひとしくその生活を保障され、愛護されなければならない」（第1条2項）、また、その責任については、保護者のみでなく、「国及び地方公共団体は、児童の保護者とともに、児童を心身ともに健やかに育成する責任を負う」（第2条）と定め、ここで国の責任を明らかにしている。児童家庭福祉の理念とされるものには、児童福祉法以外に下記のものがあげられる。

1、ジュネーブ宣言（1948年）：「人類が児童に対して最善のものをあたえるべき義務を負う」ということが初めて国際的機関で宣言された。

2、児童憲章（1951年）：世界児童憲章（1922年）、ジュネーブ宣言、世界人権宣言等を参考にして、日本国憲法の精神に従い正しい児童観の確立と児童の幸福(福祉)を図るために制定された。

3、児童権利宣言（1959年）：「児童の最善の利益」が全体を貫く原則として強調された。

4、国際児童年（1979年）：児童は，将来に向けた社会の尊い財産であるという主張を中心として，世界中の国々が児童の福祉向上について関心を高める活動を推進した。

5、児童の権利に関する条約（1989年）：（通称、子どもの権利条約）児童の権利を包括的に定めた国際条約である。

3）これからの児童家庭福祉の理念

　児童家庭福祉は戦後 70 年以上を経て大きな改革期へと突入してきた。その背景には少子化、児童虐待、児童の貧困といった社会問題が浮上してきたこと等があげられる。近年、わが国にも「ウェルビーイング」という概念が定着してきた。「ウェルビーイング」とは、身体的、精神的、社会的に良好な状態であることの実現を積極的に目指すものであり、これからの新たな児童家庭福祉の理念に「児童のウェルビーイングの促進」がキーワードとして加わることが期待される。

2. 児童家庭福祉に関する法律・政策

1）児童福祉法

　すべての児童の健全な育成と生活の保障を目的として、1947（昭和22）年に制定された。

（1）**児童**とは、満 18 歳に満たない者のことをいう。乳児（満 1 歳に満たない者）、幼児（満 1 歳から小学校就学の始期に達するまでの者）、少年（小学校就学の始期から満 18 歳に達するまでの者）にわけられる。（第 4 条）

（2）**障害児**とは、身体に障害のある児童、知的障害のある児童、精神に障害のある児童、難病等で一定の障害のある児童のことをいう。（第 4 条の 2）

（3）**児童福祉施設**は、児童福祉法をはじめとする法令に基づいて、児童福祉に関する事業を行う施設のことである。

表 9-1　児童福祉施設

施 設	目 的
助産施設	保健上必要があるにもかかわらず、経済的理由により、入院助産が困難な妊産婦を入所させて助産を受けさせる　（第36条）
乳児院	乳児(必要のある場合には幼児を含む)を入院させて養育する。退院後も必要な相談援助を行う　（第37条）
母子生活支援施設	配偶者のない、またはこれに準ずる事情にある女子とその者の監護すべき児童を入所させて保護する。自立促進のために生活を支援する。退所した者について相談等の援助を行う　（第38条）
保育所	保育を必要とする乳児・幼児を日々保護者の下から通わせて保育を行う　（第39条）
児童厚生施設	児童遊園、児童館等、児童に健全な遊びを与えて健康を増進し、情操をゆたかにする　（第40条）
児童養護施設	保護者のない児童(特に必要のない場合には乳児を除く)、虐待されている児童や養護を要する児童を入所させて養護する。退所した児童に対する相談と自立のための援助を行う　（第41条）
障害児入所施設	障害児を入所させて、支援を行う　（第42条） 　福祉型障害児入所施設：保護、日常生活の指導及び独立自活に必要な知識技能の付与 　医療型障害児入所施設：保護、日常生活の指導、独立自活に必要な知識技能の付与及び治療
児童発達支援センター	障害児を日々保護者の下から通わせて、支援を提供する　（第43条） 　福祉型児童発達支援センター：日常生活における基本的動作の指導、独立自活に必要な知識技能の付与又は集団生活への適応のための訓練 　医療型児童発達支援センター：日常生活における基本的動作の指導、独立自活に必要な知識技能の付与又は集団生活への適応のための訓練及び治療
児童心理治療施設	家庭環境、学校における交友関係等により社会生活への適応が困難となった児童を、短期間入所、あるいは保護者の下から通わせて、社会生活に適応するために必要な心理に関する治療及び生活指導を主として行う。退所した者について相談その他の援助を行う　（第43条の2）

児童自立支援施設	不良行為をなし、なすおそれのある児童や、家庭環境等の環境上の理由により生活指導等を要する児童を入所・保護者の下から通わせて、必要な指導を行い自立を支援する。退所した者について相談、援助を行う（第44条）
児童家庭支援センター	地域の児童の福祉に関する問題についての相談に、専門的な知識及び技術を用い必要な助言を行う。児童相談所、児童福祉施設等との連絡調整を総合的に行う（第44条の2）

（厚生労働省：社会的養護の施設等について、をもとに著者作成）

（4）児童相談所

　①**都道府県・指定都市**に設置が義務付けられている（2018年10月1日現在212か所[1]）。

　②**児童福祉司**、児童心理司、保健師、医師、弁護士等の職員が配置されている。所長は医師でなくてもよい。

　③児童の福祉に関しての相談・調査・指導、医学的・心理学的・教育学的および精神保健上の判定、**児童の一時保護**、里親支援、養子縁組の相談支援を行っている。

　④児童相談所が扱う相談内容：養護相談、保健相談、障害相談、非行相談、育成相談

（5）**小児慢性特定疾病医療費**の支給

　　都道府県が支給する。指定されている疾病（16疾患群）に罹患している18歳未満の児童（20歳未満まで延長可能）が対象である。

（6）都道府県は、**結核に罹患した児童**に対し療育の給付を行うことができる。

（7）児童福祉法に規定された事業

（8）要保護児童を発見した者は、市町村、福祉事務所、児童相談所に通告しなければならない。

（9）児童相談所長は、必要があると認めるときは、一時保護を行わせることができる。

表 9-2　児童福祉法に規定された事業

事業名	内　容
児童自立生活援助事業	義務教育を終了した満 20 歳に満たない者に、共同生活を営む住居における相談、日常生活上の援助、生活指導並びに就業の支援を行う
放課後児童健全育成事業	小学校に就学している児童で保護者が労働等により昼間家庭にいないものに、授業の終了後に児童厚生施設等の施設を利用して適切な遊び及び生活の場を与えて、その健全な育成を図る
子育て短期支援事業	家庭において養育を受けることが一時的に困難となった児童に、児童養護施設等に入所させ、必要な保護を行う
乳児家庭全戸訪問事業	全ての乳児のいる家庭を訪問することにより、子育てに関する情報の提供並びに乳児及びその保護者の心身の状況及び養育環境の把握を行うほか、養育についての相談に応じ、助言その他の援助を行う
養育支援訪問事業	要支援児童や特定妊婦に、居宅において養育に関する相談、指導、助言その他必要な支援を行う
地域子育て支援拠点事業	乳児又は幼児及びその保護者が相互の交流を行う場所を開設し、子育てについての相談、情報の提供、助言その他の援助を行う
一時預かり事業	乳児又は幼児を、主として昼間に、保育所や認定こども園等で一時的に預かり、必要な保護を行う
小規模住居型児童養育事業	要保護児童の養育に関し、相当の経験を有する者等の住居において養育を行う
家庭的保育事業	乳児又は幼児が家庭的保育者が行う研修を修了した保育士等の居宅等において、家庭的保育者による保育を行う。利用定員が 5 人以下
小規模保育事業	保育を必要とする乳児・幼児を保育することを目的とする施設（利用定員が 6 人以上 19 人以下）で保育を行う
居宅訪問型保育事業	乳児・幼児の居宅において家庭的保育者による保育を行う
事業所内保育事業	保育を必要とする乳児・幼児について、保育を行う
病児保育事業	保育を必要とする乳児・幼児、小学校に就学している児童で、疾病にかかっているものについて、保育所、認定こども園、病院、診療所等の施設において保育を行う
子育て援助活動支援事業	児童を一時的に預かり必要な保護を行ったり、円滑に外出することができるように移動の援助を希望する者との連絡・調整、講習の実施等を行う

（厚生労働省：児童福祉法をもとに著者作成）

2）児童虐待の防止等に関する法律（児童虐待防止法）

　18歳未満の児童に対する虐待の防止や、児童虐待を発見した場合の保護等について定められており、2000（平成12）年に制定された。

（1）虐待の定義

　　保護者（親だけではなく、親以外の子どもの保護者も含まれる）がその監護する児童に行う行為。

　　①**身体的虐待**（身体に外傷が生じ、または生じるおそれのある暴行を加えること）、②**性的虐待**（わいせつな行為をする、わいせつな行為をさせること）、③**ネグレクト**（心身の正常な発達を妨げるような著しい減食、長時間の放置、保護者以外の同居人による同様の行為の放置、保護者としての監護を著しく怠ること）、④**心理的虐待**（著しい暴言、著しく拒絶的な対応、配偶者に対する暴力、著しい心理的外傷を与える言動を行うこと）に分けられる。

（2）児童の福祉に業務上・職務上関係のある者は、**児童虐待の早期発見**に努めなければならない。

（3）児童虐待を受けたと思われる児童を発見した者は、速やかに、**市町村**、**福祉事務所**、**児童相談所**に通告しなければならない。

（児童福祉法　第25条と同義）

3）母子及び父子並びに寡婦福祉法

　母子（父子）家庭や寡婦の生活の安定と向上のために必要な措置を講じ福祉を図ることを目的として、1964（昭和39）年に制定された。

（1）母子・父子福祉施設は、都道府県、市町村、社会福祉法人他が設置することができる、母子家庭の母や父子家庭の父と児童が、心身の健康を保持し生活の向上を図るために利用する施設である。**母子・父子福祉センター**、**母子・父子休養ホーム**がある。

4) 配偶者からの暴力の防止及び被害者の保護等に関する法律（DV防止法）

　配偶者からの暴力に係る通報、相談、保護、自立支援等の体制を整備し、配偶者からの暴力の防止及び被害者の保護を図ることを目的とし、2001（平成13）年に制定された。

（1）DVとは

　　　配偶者からの身体に対する暴力またはこれに準ずる心身に有害な影響を及ぼす言動をいう（配偶者：婚姻の届出をしていないが事実上婚姻関係と同様の事情にある者を含む。離婚：事実上婚姻関係と同様の事情にあった者が、事実上離婚したと同様の事情に入ることを含む）。

（2）配偶者暴力相談支援センター

　　　都道府県の婦人相談所等が、**配偶者暴力相談支援センター**としての機能を果たす（市町村が設置する適切な施設でその機能を果たすことも可能）。配偶者からの暴力の防止及び被害者の保護のための業務（①相談や相談機関の紹介、②**カウンセリング**、③被害者及び同伴者の緊急時における安全の確保及び一時保護、④自立して生活することを促進するための**情報提供**、⑤被害者を居住させ保護する施設の情報提供、⑥保護命令制度についての情報提供）を行う。

（3）婦人相談員は、被害者の相談に応じ、必要な指導を行う。

（4）配偶者からの暴力を受けている者を発見した者は、配偶者暴力相談支援センターや警察官に通報するよう努める。

　　　医療関係者は、配偶者からの暴力によって負傷や疾病にかかった者を発見したときは、**配偶者暴力相談支援センター**や**警察官**に通報することができる。

（5）配偶者から受ける身体に対する暴力により、その生命や身体に重大な危害を受けるおそれがあるときは、裁判所は被害者の申立

てにより**保護命令**（被害者への接近禁止命令、被害者の子又は親族等への接近禁止命令、電話等禁止命令、退去命令）を出す。

文献

・厚生労働省：社会的養護の施設等について.
https://www.mhlw.go.jp/bunya/kodomo/syakaiteki_yougo/01.html（2020 年 10 月 15 日）
・厚生労働省：児童福祉法.
https://www.mhlw.go.jp/bunya/kodomo/pdf/tuuchi-01.pdf（2020 年 10 月 15 日）

3．次世代育成支援・少子化対策

1）健やか親子２１

21 世紀の母子保健の主要な取り組みの方向性を示す国民運動計画であり、健康日本 21 の一翼を担う。第 1 次（2001〜2014 年）、第2 次（2015〜2024 年）と進められている（表9-3）。

9

児童家庭福祉

表 9-3　健やか親子 21 の流れ

	期間	目的	目標
健やか親子 21（第 1 次）	2000 年 (平成 12 年) 策定 2001 年～ 2014 年	21 世紀の母子保健の方向性を示す	【4 つの主要課題】 ①思春期の保健対策の強化と健康教育の推進 ②妊娠・出産に関する安全性と快適さの確保と不妊への支援 ③小児保健医療水準を向上させるための環境整備 ④子どもの心の安らかな発達の促進と育児不安の軽減
健やか親子 21（第 2 次）	2015 年～ 2024 年	すべての子どもが健やかに育つ社会の実現	【3 つの基盤課題】 A．切れ目ない妊産婦・乳幼児への保健対策 B．学童期・思春期から成人期に向けた保健対策 C．子どもの健やかな成長を見守り育む地域づくり 【2 つの重点課題】 ①育てにくさを感じる親に寄り添う支援 ②妊娠期からの児童虐待防止対策

（健やか親子 21 ホームページ：健やか親子 21 について，をもとに筆者作成）

2）少子化対策

　わが国は急激に少子化が進行している。晩婚化等による未婚率の上昇、夫婦の出生児数の減少がその要因とされている。

　1989年に合計特殊出生率が 1.57 となり、いわゆる 1.57 ショックを契機に様々な少子化対策が実施されるようになった（**表 9-4，表 9-5**）。なお、2018年では合計特殊出生率は 1.42 となり、さらなる低下がみられる。

表 9-4　主な少子化対策

期間	名称	概要
1995 ～ 1999 年	エンゼルプラン「今後の子育て支援のための施策の基本的方向性について」	1.57 ショックを受けて、子育て支援のための総合計画 保育サービスの充実を基本とした
2000 ～ 2004 年	新エンゼルプラン「重点的に推進すべき少子化対策の具体的実施計画について」	「少子化対策推進基本方針」に基づく 子育てと仕事の充実を重視した
2003 年	少子化社会対策基本法	急速に進む少子化に対して長期的な視点で対処する
2003 年	次世代育成対策推進法	家庭や地域の子育て力の低下に対して家庭を社会全体で支援する 地方公共団体及び事業主が次世代育成のための行動計画を策定し実施することをねらいとする
2005 ～ 2009 年	子ども・子育て応援プラン（新新エンゼルプラン）「少子化社会対策大綱に基づく具体的実施計画について」	少子化社会対策大綱の 4 つの重点課題「若者の自立とたくましい子どもの育ち」「仕事と家庭の両立支援と働き方の見直し」「生命の大切さ家庭の役割等についての理解」「子育ての新たな支え合いと連帯」に沿って具体的な施策と目標を掲げる
2010 ～ 2014 年	子ども・子育てビジョン「少子化社会対策大綱」	子どもと子育てを応援する社会 【4 本柱】 1．子どもの育ちを支え、若者が安心して成長できる社会へ 2．妊娠・出産・子育ての希望が実現できる社会へ 3．多様なネットワークで子育て力のある地域社会へ 4．男性も女性も仕事と生活が調和する社会へ（ワーク・ライフ・バランスの実現）
2013 年	少子化危機突破のための緊急対策	「子育て支援」「働き方改革」の強化 「結婚」「妊娠」「出産支援」を新たな柱として加える 次世代育成は地域社会で取り組むべき問題とする
2015 ～ 2020 年	少子化社会対策大綱（→表9-5 へ）	「少子化社会対策基本法」に基づく総合的かつ長期的な少子化に対処するための施策の指針（平成 16 年、22 年、に続き 3 回目）

（内閣府：少子化対策，をもとに筆者作成）

表 9-5　少子化社会対策大綱

重点課題	内容
1．子育て支援施策を一層充実	○「子ども・子育て支援制度の円滑な実施」 ○児童待機の解消 ○「小１の壁」（小学校就学に伴う問題）の打破
2．若い年齢での結婚・出産の希望の実現	○経済的基盤の安定 ○結婚に対する取り組み支援
3．多子世帯へ一層の配慮	○子育て・保育・教育・住居等の負担軽減 ○自治体、企業、公共交通機関等による多子世帯への配慮・優遇措置の促進
4．男女の働き方改革	○男性の意識・行動改革 ○「ワークライフバランス」・「女性の活躍」
5．地域の実情に即した取組強化	○地域の「強み」を活かした取組 ○「地方創生」と連携した取組

（内閣府：少子化対策，をもとに筆者作成）

文献

・健やか親子 21 ホームページ：健やか親子 21 について．http://sukoyaka21.jp/about　（2020 年 10 月 15 日閲覧）
・内閣府：少子化対策．https://www.8.cao.go.jp/shoushi/shoushika/index.html　（2020 年 10 月 15 日閲覧）

高齢者福祉

1. 高齢者の状況

1) 高齢化の現状

　2017（平成29）年10月1日現在、わが国の総人口は、1億2,671万人となっている。そのうち、**65歳以上人口は3,515万人**（男性1,526万人、女性1,989万人）で、**高齢化率は27.7％**となり、高齢化が進行している。

　また、65歳以上人口の中でも75歳以上の後期高齢者は1,748万人（男性684万人、女性1,065万人）となっており、年々増加している。今後、65歳以上人口は2042（令和24）年に3,935万人でピークを迎え、その後は減少に転じると推計されているが、高齢化率は上昇し続け2065（令和47）年に38.4％に達する見込みである。

　次に、**平均寿命**を見てみると、戦後間もない1947（昭和22）年には男性50.06年、女性53.96年であったが、経済の発展や社会保障制度の充実、医療の進歩等を背景に、2018（平成30）年には**男性81.25年、女性87.32年**と長寿化が進んでいる（**表10-1**）。さらに、将来推計として2050（令和32）年には、男性84.02年、女性90.40年になると見込まれている。

　このような状況を踏まえて、国は2017（平成29）年9月に「**人生100年時代構想会議**」を設置するなど、人生100年時代の到来を見据えた経済・社会システムのあり方について検討を始めている。

表 10-1　平均寿命の推移 　　　　　　　　　　　　　　　　（単位：年）

	1947 （昭和 22）	1960 （昭和 35）	1980 （昭和 55）	2000 （平成 12）	2018 （平成 30）
男性	50.06	65.32	73.35	77.72	81.25
女性	53.96	70.19	78.76	84.60	87.32

注：平成 27 年以前は完全生命表による。昭和 45 年以前は沖縄県を除く値である。

（厚生労働省：平成 30 年簡易生命表の概況）

２）高齢者のいる世帯

　厚生労働省が公表した「平成 30 年国民生活基礎調査の概況」によると、65 歳以上の者のいる世帯は 2,492 万 7 千世帯で、全世帯（5,099 万 1 千世帯）の 48.9％で過去最高の水準となっている。その中で、「夫婦のみの世帯」が 804 万 5 千世帯（65 歳以上の者のいる世帯の 32.3％）で最も多く、次に「単独世帯」が 683 万世帯（同 27.4％）と続いており、三世代世帯は 249 万 3 千世帯（同 10.0％）と減少している。

３）高齢者の健康意識

　厚生労働省の「平成 28 年国民生活基礎調査の概況」において、65 歳以上の高齢者の健康意識を見てみると、「健康と思っている」割合が男性 76.4％、女性 74.5％を占めるのに対し、「よくない」、「あまりよくない」と思っている割合が、男性 21.6％、女性 23.4％となっている。

　また、「悩みやストレスがある」と回答した割合は、60〜69 歳では男性 38.5％、女性 47.6％、70〜79 歳では男性 37.0％、女性 46.5％、80 歳以上では男性 43.9％、女性 50.2％となっており、80 歳以上の割合が高くなっている。

4）高齢者の所得

　厚生労働省の「平成 30 年国民生活基礎調査の概況」によると、2017
（平成 29）年の 1 世帯当たり平均所得金額は、全世帯 551 万 6 千円
に対し、高齢者世帯は 334 万 9 千円と下回っている。

　平均所得金額の構成割合をみると、全世帯では稼働所得が占める割
合は 73.4％と高く、公的年金・恩給が 20.3％となっている。一方、
高齢者世帯では稼働所得が 25.4％と低く、公的年金・恩給が占める
割合が 61.1％と高くなっている。公的年金・恩給を受給している高
齢者世帯のうち、「公的年金・恩給の総所得に占める割合が 100％の
世帯」は 51.1％である（**図 10-1**）。

　また、生活意識に関する回答では、高齢者世帯で「苦しい」と回答
した割合は 55.1％と半数を超えている。

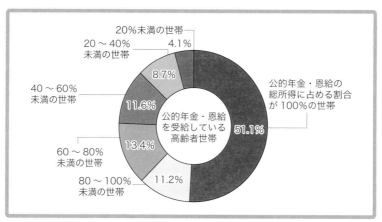

図 10-1　公的年金・恩給を受給している高齢者世帯における公的年金・恩給の
**　　　　　総所得に占める割合別世帯数の構成割合（2018（平成 30）年調査）**

2．高齢者に関する法律・施策

1）老人福祉法

（1）法の概要

　1963（昭和38）年8月に施行された老人福祉法は、「老人の福祉に関する原理を明らかにするとともに、老人に対し、その心身の健康の保持及び生活の安定のために必要な措置を講じ、もつて老人の福祉を図ること」（第1条）を目的としている。

　基本的理念として、「老人は、多年にわたり社会の進展に寄与してきた者として、かつ、豊富な知識と経験を有する者として敬愛されるとともに、生きがいを持てる健全で安らかな生活を保障されるものとする」（第2条）、「老人は、老齢に伴つて生ずる心身の変化を自覚して、常に心身の健康を保持し、又は、その知識と経験を活用して、社会的活動に参加するように努めるものとする。老人は、その希望と能力とに応じ、適当な仕事に従事する機会その他社会的活動に参加する機会を与えられるものとする」（第3条）と規定している。

　第4条では、国及び地方公共団体の老人福祉の増進に関する責務を定めているほか、第5条においては、老人の日（9月15日）と老人週間（9月15日から9月21日）を定めており、国民の関心と理解を深めるとともに、老人自身の生活の向上に努める意欲を促している。

　また、老人福祉施設として、老人デイサービスセンター、老人短期入所施設、養護老人ホーム、特別養護老人ホーム、軽費老人ホーム、老人福祉センター及び老人介護支援センターを定めている。

（2）老人福祉計画

　長寿社会における高齢者保健福祉に関する制度・施策等を計画的に

推進していくため、市町村及び都道府県には、老人福祉法においてそれぞれ老人福祉計画を策定することが義務付けられている。市町村と都道府県が基本的な政策目標を定めたうえで、その実現に向かって着実に取り組みを進めていくこととなる。それぞれの概要は次のとおりである（表10-2、表10-3）。

表10-2　市町村老人福祉計画

法律の規定	老人福祉法第20条の8第1項
計画名称	老人居宅生活支援事業及び老人福祉施設による事業（老人福祉事業）の供給体制の確保に関する計画 ＝市町村老人福祉計画
定める内容	・当該市町村の区域において確保すべき老人福祉事業の量の目標 ・老人福祉事業の量の確保のための方策
ポイント	・市町村介護保険事業計画と一体のものとして作成する ・市町村地域福祉計画など、老人の福祉に関する事項を定めるものと調和を保つ

表10-3　都道府県老人福祉計画

法律の規定	老人福祉法第20条の9第1項
計画名称	市町村老人福祉計画の達成に資するため、各市町村を通ずる広域的な見地から、老人福祉事業の供給体制の確保に関する計画 ＝都道府県老人福祉計画
定める内容	・当該都道府県が定める区域ごとの当該区域における養護老人ホーム及び特別養護老人ホームの必要入所定員総数その他老人福祉事業の量の目標 ・老人福祉施設の整備及び老人福祉施設相互間の連携のために講ずる措置に関する事項 ・老人福祉事業に従事する者の確保又は資質の向上のために講ずる措置に関する事項
ポイント	・都道府県介護保険事業支援計画と一体のものとして作成する ・都道府県地域福祉支援計画など、老人の福祉に関する事項を定めるものと調和を保つ

10

高齢者福祉

2）高齢者虐待防止法

　介護保険制度が普及し、サービスの活用が進む中、一方では高齢者に対する暴力や暴言、介護や世話の放棄・放任といった虐待が発生している。高齢者虐待の防止にあたっては、高齢者の保護と養護者に対する適切な支援を行うことが重要であるため、2006（平成18）年4月に、「高齢者虐待の防止、高齢者の養護者に対する支援等に関する法律（**高齢者虐待防止法**）」が施行された。

　同法では、高齢者虐待について、家庭における養護者又は施設等の職員（養介護施設従事者等）による5つの類型を規定している（**表10-4**）。

表10-4　高齢者虐待の種類

類型	内容
身体的虐待	高齢者の身体に外傷が生じ、又は生じるおそれのある暴行を加えること
介護・世話の放棄・放任（ネグレクト）	高齢者を衰弱させるような著しい減食又は長時間の放置、養護者以外の同居人による虐待行為と同様の行為の放置等養護を著しく怠ること
心理的虐待	高齢者に対する著しい暴言又は著しく拒絶的な対応その他の高齢者に著しい心理的外傷を与える言動を行うこと
性的虐待	高齢者にわいせつな行為をすること又は高齢者をしてわいせつな行為をさせること
経済的虐待	養護者又は高齢者の親族が当該高齢者の財産を不当に処分すること、その他当該高齢者から不当に財産上の利益を得ること

（厚生労働省：高齢者虐待防止の基本．平成18年）

　2017（平成29）年度の対応状況は、養護者による虐待に関する相談・通報件数30,040件、虐待判断件数17,078件、養介護施設従事者等による虐待に関する相談・通報件数1,898件、虐待判断件数510件で、いずれも過去最多となっている（**表10-5**）。

　国は、①高齢者虐待への対応及び養護者支援の適切な実施、②セル

フ・ネグレクト状態にある高齢者への対応や財産上の不当取引による高齢者の被害への対応、③高齢者権利擁護等推進事業の活用を柱に据え、高齢者虐待防止に向けた体制整備の充実や再発防止に向けた取り組みの強化等を図っている。

表 10-5　高齢者虐待の状況（件数の推移）

年度		2006 (平成18)	2011 (平成23)	2016 (平成28)	2017 (平成29)
養介護施設 従事者等	虐待判断件数	54	151	452	510
	相談・通報件数	273	687	1,723	1,898
養護者	虐待判断件数	12,569	16,599	16,384	17,078
	相談・通報件数	18,390	25,636	27,940	30,040

（厚生労働省：「高齢者虐待の防止、高齢者の養護者に対する支援等に関する法律」に基づく対応状況等に関する調査結果より抜粋）

3）日常生活自立支援事業

　日常生活自立支援事業は、高齢者や障害者などの判断能力に不安を抱える人が地域において自立した生活が送れるよう、本人との契約に基づいて、都道府県・指定都市社会福祉協議会が福祉サービスの利用援助等を行う事業のことをいう。1999（平成11）年度に「地域福祉権利擁護事業」という名称で創設され、2007（平成19）年度に現在の事業名称となった。

　この事業の対象者は、①認知症高齢者、知的障害者、精神障害者等であって、日常生活を営むのに必要なサービスを利用するための情報の入手、理解、判断、意思表示を本人のみでは適切に行うことが困難な人であり、②本事業の契約の内容について判断し得る能力を有していると認められる人のいずれにも該当する人である。

　援助の内容は、①福祉サービスの利用援助、②苦情解決制度の利用援助、③住宅改造、居住家屋の貸借、日常生活上の消費契約及び住民票の届出等の行政手続に関する援助等である。これらの援助にあたっ

ては、①預金の払い戻し、預金の解約、預金の預け入れの手続等利用者の日常生活費の管理（日常的金銭管理）、②定期的な訪問による生活変化の察知の２つが基準に挙げられている。

４）成年後見制度

　成年後見制度は、認知症や知的障害、精神障害等の理由で判断能力が不十分な状態にある人の法律行為などの意思決定を支援するため、**成年後見人、保佐人、補助人といった支援者を選定し、本人の意思を尊重しながら本人の利益を考え、保護・支援する制度**である。

　主な支援内容として、財産の管理やサービス等の契約行為、遺産分割の協議などがある。成年後見制度には、「**法定後見制度**」と「**任意後見制度**」の２つがある。

　法定後見制度は、本人の判断能力の程度に応じて「**後見**」、「**保佐**」、「**補助**」の３つの類型に分かれている。この制度の利用にあたっては、本人のほか、配偶者、四親等内の親族、検察官、市町村長などが家庭裁判所に申立を行う。そして、家庭裁判所は本人の判断能力の程度などの事情に応じた成年後見人、保佐人、補助人を選任する。

　成年後見人等には、３つの類型と本人の状態に応じて「同意権」、「取消権」、「代理権」が付与される。

　①後見類型では、日常生活に関する行為以外の行為について「取消権」が認められるとともに、財産に関するすべての法律行為に「代理権」が与えられる。

　②保佐類型では、民法第13条第１項所定の行為（例えば、借金、訴訟行為、相続の承認・放棄、新築・改築・増築などの行為）について「同意権」と「取消権」が認められ、申立ての範囲内で家庭裁判所が審判で定める「特定の法律行為」について「代理権」が与えられる。

　③補助類型では、申立ての範囲内で家庭裁判所が審判で定める「特定の法律行為」について、「同意権」「取消権」「代理権」が与えられ

る。

　任意後見制度とは、本人が十分な判断能力があるうちに、将来、判断能力が不十分になった場合に備えて、**あらかじめ任意後見人を選び、療養看護や財産管理に関する事務等について契約（任意後見契約）をしておく制度**で、本人と任意後見人との間で公正証書として公証人に作成してもらうことで成立する。

　本人の判断能力が低下した後には、家庭裁判所が「任意後見監督人」を選任するので、その監督のもと、任意後見人が本人の意思を尊重しながら任意後見契約で定められた事務を行う。

　成年後見制度の利用者数は、**表10-6**のとおり、年々増加している。

表10-6　成年後見制度の利用者数の推移（平成28〜30年）

	2016 （平成28）年 12月末日	2017 （平成29）年 12月末日	2018 （平成30）年 12月末日
成年後見	161,307	165,211	169,583
保　佐	30,549	32,970	35,884
補　助	9,234	9,593	10,064
任意後見	2,461	2,516	2,611
計	203,551	210,290	218,142

（厚生労働省：成年後見制度の現状、令和元年5月）

10

高齢者福祉

　2016（平成28）年5月には、「成年後見制度の利用の促進に関する法律」が施行され、2017（平成29）年3月に**成年後見制度利用促進基本計画**が閣議決定された。

　この計画に基づき、国は成年後見制度の利用促進に向けて、①利用者がメリットを実感できる制度・運用の改善、②権利擁護支援の地域連携ネットワークづくり、③不正防止の徹底と利用しやすさとの調和を図っていくこととしている。

chapter

11　地域福祉

1．地域福祉の理念

　地域福祉は、誰もが普通の生活ができるように社会環境を整える「**ノーマライゼーション**」や、一人ひとりが社会の一員であることを認め排除されることのない「**ソーシャルインクルージョン（社会的包摂）**」、様々な人が共に生きる社会を目指す「**共生**」といった社会福祉の基本的な思想に基づくものである。

　高齢者や障害者、子ども、生活困窮者、孤立状態にある人、複合的な課題を抱える家族等、生活上の生きづらさを抱える人たちが、①**疾病や障害のあるなしにかかわらず、誰もが同じ地域社会の一員として排除されないこと**、②**住み慣れた地域の馴染みの関係のなかで、選択と決定と参加を基本とする尊厳ある自立生活ができること**を目指すことが地域福祉の考え方の基盤となる。

　そして、住民が暮らしやすい安心・安全な地域社会づくりを進めるため、住民自身が主体となって行政や専門機関、専門職と協働しながら地域共通の生活・福祉課題の解決・改善の活動や仕組みづくりをしていくことが地域福祉の実践といえる。

2．地域福祉の歩み

　わが国では、1970年代にノーマライゼーションやコミュニティ・ケアの影響を受け、人のつながりや社会資源のネットワーク構築等の

「地域組織化」を重点に地域福祉の理論化が進められた。1980年代には、寝たきりの高齢者やケアの必要な障害者を施設入所ではなく、住み慣れた地域で支える在宅福祉へ転換が図られ、**在宅福祉サービスの開発・推進に重点**が置かれるようになった。そして、日本の高度経済成長の中、核家族化の進行、住民同士のつながりの希薄化、ライフスタイルの変容等を背景に、公的な制度だけでは解決が難しい生活上の問題・課題が生じたことから、**住民が主体的に身近な地域で解決に取り組む動き、いわゆる市民活動が広がりをみせた。**

　1990年代には、在宅での生活の継続に重点が置かれ、ホームヘルプサービスやデイサービス等の**在宅福祉サービスの基盤整備と拡充**が進められた。さらには、「**ボランティア元年**」と言われる1995（平成7）年の阪神淡路大震災を契機に、ボランティア活動が全国的に活発に行われ、住民参加型の福祉、地域に根づいた小地域の福祉活動が広く展開されていった。

　2000（平成12）年に入り、社会福祉基礎構造改革の一環として「社会福祉事業法」が「社会福祉法」に改正された。社会福祉法第4条には、**地域における社会福祉の推進（地域福祉の推進）**が規定され、「地域住民、社会福祉を目的とする事業を経営する者及び社会福祉に関する活動を行う者は、相互に協力し、福祉サービスを必要とする地域住民が地域社会を構成する一員として日常生活を営み、社会、経済、文化その他あらゆる分野の活動に参加する機会が確保されるように、地域福祉の推進に努めなければならない」と謳われることとなった。

　2016（平成28）年6月には、「**ニッポン一億総活躍プラン**」が閣議決定され、誰もが役割を持ち活躍できる「**地域共生社会の実現**」が掲げられた。

　この地域共生社会の実現に向けては、2017（平成29）年9月の「地域における住民主体の課題解決力強化・相談支援体制の在り方に関する検討会 最終とりまとめ」において、**①それぞれの地域で共生の文化を創出する挑戦、②すべての地域の構成員の参加・協働、③重層的な**

セーフティネットの構築、④包括的な支援体制の整備、⑤福祉以外の分野との協働を通じた、「支え手」「受け手」が固定されない、参加の場、働く場の創造、という5つの視点が重視されている。

　この流れを汲んで、2017（平成29）年に「地域包括ケアシステムの強化のための介護保険法等の一部を改正する法律」が成立し、さらに2018（平成30）年の社会福祉法改正において「地域住民等は、地域福祉の推進に当たつては、福祉サービスを必要とする地域住民及びその世帯が抱える福祉、介護、介護予防、保健医療、住まい、就労及び教育に関する課題、福祉サービスを必要とする地域住民の地域社会からの孤立その他の福祉サービスを必要とする地域住民が日常生活を営み、あらゆる分野の活動に参加する機会が確保される上での各般の課題を把握し、地域生活課題の解決に資する支援を行う関係機関との連携等によりその解決を図るよう特に留意する」ことが盛り込まれた。

　近年は、国の政策・制度において地域福祉の推進が随所に盛り込まれている。

3.　地域福祉の担い手

　地域福祉を推進する主体（担い手）には、様々な組織や活動者がいる。例えば、行政や社会福祉協議会をはじめ、共同募金会、社会福祉法人、特定非営利活動法人（NPO法人）、ボランティア組織、地域福祉推進基礎組織、自治会・町内会、生活協同組合、農業協同組合等の組織がある。

　また、活動者には、福祉活動専門員、地域福祉コーディネーター、生活支援コーディネーター、民生委員・児童委員、ボランティア、福祉委員、認知症サポーター等がいる。

1）社会福祉協議会

▼社会福祉協議会とは

　社会福祉協議会は、1951（昭和26）年施行の社会福祉事業法（現・社会福祉法）に基づき設立された民間の社会福祉団体である。社会福祉法において「地域福祉の推進を図ることを目的とする団体」として規定されており、地域福祉推進の中核的な役割を担っている。全国社会福祉協議会をはじめ、広域的な観点から取り組む都道府県社会福祉協議会、住民の生活に身近な市町村社会福祉協議会が設置されており、「ともに生きる豊かな福祉社会」を目指して活動している。

　特長の一つに協議体の機能があり、住民や民生委員・児童委員、ボランティア等の福祉活動者や福祉サービスを提供する社会福祉施設・事業者、福祉・保健・医療等の行政・専門機関が参画している点が挙げられる。

　市町村社会福祉協議会は、住民の生活の場に最も近く、地域住民が抱える個別の生活課題や地域共通の福祉課題の解決を図ることを目的に活動を展開している。例えば、住民同士の見守り・支え合いを目的とする小地域ネットワーク活動とふれあいいきいきサロン等を推進したり、ボランティアセンターを運営して福祉活動ボランティアの育成や活動を支援したりする。

　さらに、福祉課題を抱える当事者の組織化、共同募金や歳末たすけあい募金等の寄附金募集への協力、地域福祉活動計画の策定等に取り組み、住民主体の地域福祉活動を支援している。その他、地域住民の相談援助や生活支援を行うために地域総合相談・生活支援事業、日常生活自立支援事業、生活福祉資金貸付事業、高齢者や障害者を対象に在宅福祉サービスも提供し、誰もが安心して暮らせる福祉のまちづくりに取り組んでいる。

2）共同募金会

　共同募金は、戦後間もない1947（昭和22）年から民間社会福祉事業や社会福祉施設への資金援助を目的に民間の運動として広がりをみせた。住民の自発的な寄附を通じた地域の支え合い活動という意味合いを持っており、1951（同26）年の社会福祉事業法に規定された。

　2000（平成12）年に成立した社会福祉法では、地域福祉の推進を図る募金活動として第一種社会福祉事業に位置づけられた。推進団体として都道府県共同募金会と中央共同募金会が設置されており、「**じぶんの町を良くするしくみ**」として普及・啓発を図っている。

　一般に「**赤い羽根共同募金**」として認知されている共同募金は、毎年1回、**厚生労働大臣の定める期間内（例年は10月から3月の6ヶ月間）** に限って行う寄附金の募集のことをいう。

　共同募金として個人や団体、企業等から幅広く寄せられた寄附金は、配分委員会の承認を経て、社会福祉事業、更生保護事業、その他の社会福祉を目的とする事業を経営する者に配分され、**民間社会福祉事業や地域福祉活動等の地域福祉推進の財源**として活用されている。

3）社会福祉法人

　社会福祉法人は、社会福祉法に基づいて設立された法人で、**公益性の高い社会福祉事業を行う**ことを目的としており、地域福祉の推進主体の一つに位置づけられている。営利を目的としない公共性の高い法人で、社会福祉法に規定される第一種社会福祉事業と第二種社会福祉事業を主に実施し、専門性の高い福祉サービスを提供している。

　2016（平成28）年の社会福祉法改正において、すべての社会福祉法人に「**地域における公益的な取組**」の実施に関する責務が規定された。近年では地域福祉の推進のために、地域の福祉ニーズ等を踏まえながら、①在宅サービス・施設機能の提供、②住民の福祉参加へ向け

た支援・福祉教育の実践、③地域福祉実践の視点を踏まえて、住民や地域の福祉ニーズの解決に向けた実践が進められている。

4）特定非営利活動法人

　特定非営利活動法人（NPO法人）は、1998（平成10）年に施行された特定非営利活動促進法に基づき、法人格を取得した組織を指す。認証数は、2019（令和元）年9月30日現在で累計51,415法人に上っており、活動分野は20分野と幅広い。所轄庁は、主となる事務所が所在する都道府県もしくは政令指定都市である。

　地域福祉の推進の場面では、公的な福祉サービスだけでは対応が難しい生活課題や制度の狭間にある人の支援等にも柔軟に取り組む点で存在感を発揮している。

5）福祉活動専門員

　福祉活動専門員（コミュニティワーカー）は、民間社会福祉活動の推進方策について調査、企画、連絡調整、広報等の実践活動を推進する市町村社会福祉協議会の職員を指す。社会福祉士または社会福祉主事の有資格者が任用される。

　住民同士の見守りや支え合い活動を支援したり、住民だけでは解決が難しい生活・福祉課題があれば、行政・専門機関・団体と協働して解決を図っていくためのコーディネート業務・組織化等を行ったりする。

6）地域福祉コーディネーター

　近年、社会的孤立や生活困窮等を背景にしたゴミ屋敷や引きこもり、就労支援、社会参加等、個別の支援を必要とする人が増えてい

る。このような生活・福祉課題を抱える当事者に寄り添いながら地域を基盤にしたソーシャルワークを行う専門職として地域福祉コーディネーター（コミュニティソーシャルワーカー）が配置されている。

厚生労働省の『これからの地域福祉のあり方に関する研究会報告書』において、主な役割は次のとおり記載されている。

①専門的な対応が必要な問題を抱えた者に対し、問題解決のため関係する様々な専門家や事業者、ボランティア等と連携を図り、総合的かつ包括的に支援する。また、自ら解決することのできない問題については、適切な専門家等につなぐ。

②住民の地域福祉活動で発見された生活課題の共有化、社会資源の調整や新たな活動の開発、地域福祉活動にかかわる者によるネットワーク形成を図る等、地域福祉活動を促進する。

7）生活支援コーディネーター（地域支え合い推進員）

高齢者の生活支援・介護予防の基盤整備を推進していくことを目的に、地域で生活支援・介護予防サービスの提供体制の構築に向けたコーディネート機能を果たす者を生活支援コーディネーター（地域支え合い推進員）という。

地域包括支援センターとの連携を前提に、地域の実情に応じた配置ができるが、配置の資格・要件として、地域における助け合いや生活支援・介護予防サービスの提供実績がある等、地域でコーディネート機能を適切に担うことができる者とされている。

主な役割は、①生活支援の担い手の養成、サービスの開発、②関係者のネットワーク化、③ニーズとサービスのマッチングである。

8）民生委員・児童委員

民生委員は、社会奉仕の精神をもつ無給の民間ボランティアで民生

委員法に規定されている。20歳以上の地域住民のなかから選ばれ、都道府県知事の推薦を受けて**厚生労働大臣が委嘱**する。**任期は3年**である。民生委員は児童福祉法に基づく**児童委員も兼務**するため、民生委員・児童委員という名称になっている。

　民生委員法第1条には、「社会奉仕の精神をもつて、常に住民の立場に立つて相談に応じ、及び必要な援助を行い、もつて社会福祉の増進に努めるものとする」と規定されている。その職務は次のとおりである。(表11-1)

表11-1　民生委員・児童委員の職務

民生委員	児童委員
①住民の生活状態を必要に応じ適切に把握しておくこと	①児童と妊産婦の生活と取り巻く環境の状況を適切に把握しておくこと
②援助を必要とする人の生活に関する相談に応じ、助言その他の援助を行うこと	②児童と妊産婦の保護、保健、福祉に関するサービスを適切に利用するために必要な情報の提供や援助、指導を行うこと
③援助を必要とする人に対し、福祉サービスを適切に利用するために必要な情報の提供その他の援助を行うこと	③児童と妊産婦に関する社会福祉施設・事業者や児童の健やかな育成に関する活動者と密接に連携し、その事業または活動を支援すること
④社会福祉施設・事業者や福祉活動者と密接に連携し、その事業または活動を支援すること	④児童福祉司または福祉事務所の社会福祉主事の行う職務に協力すること
⑤福祉事務所その他の関係行政機関の業務に協力すること	⑤児童の健やかな育成に関する機運の醸成に努めること
⑥住民の福祉の増進を図るための活動を行うこと	⑥必要に応じて、児童および妊産婦の福祉の増進を図るための活動を行うこと

(民生委員法第14条、児童福祉法第17条の規定をもとに筆者作成)

9）ボランティア

　ボランティアは、個人の自発的な自由意思に基づいて、援助を必要

とする人を支援し、社会に貢献する活動者である。1995（平成7）年の阪神淡路大震災をきっかけに、全国的にボランティア活動の機運が高まり、地域の問題解決に取り組むボランティアが増加した。

　ボランティア活動の基本理念には、①自発性、②無償性、③公共性、④先駆性の4つが挙げられる。このようなボランティア活動の主な支援機関として社会福祉協議会が設置するボランティアセンターがある。このセンターの役割は、住民のニーズとボランティアとの調整・マッチングに加えて、ボランティアの育成や活動プログラムの開発、ボランティア団体の支援等があり、住民がボランティアとして地域福祉活動に参加できるよう取り組みを進めている。

4．地域福祉の推進方策

　地域福祉を分野横断的に推進する方策として、住民参加・参画を原則とする地域福祉に関する計画の策定がある。この計画に基づき、活動の実施と評価のサイクルにより、地域福祉が推進される。

1）地域福祉計画と地域福祉支援計画

　まず、2018（平成30）年の社会福祉法改正により策定が努力義務となった「市町村地域福祉計画」と「都道府県地域福祉支援計画」の行政計画がある。国は計画に「地域における高齢者の福祉、障害者の福祉、児童の福祉その他の福祉の各分野における共通的な事項」を記載することとし、老人福祉計画や介護保険事業計画、障害者計画や障害福祉計画、次世代育成支援計画等よりも上位計画として位置付けた。

　市町村地域福祉計画は、地域住民の生活・福祉課題を把握し、その解決に向けた活動内容や基盤整備を図っていく計画である。計画に

は、①地域における高齢者の福祉、障害者の福祉、児童の福祉その他の福祉に関し、共通して取り組むべき事項、②地域における福祉サービスの適切な利用の推進に関する事項、③地域における社会福祉を目的とする事業の健全な発達に関する事項、④地域福祉に関する活動への住民の参加の促進に関する事項、⑤包括的な支援体制の整備についての事業に関する事項を一体的に定めることとなっている。

　都道府県地域福祉支援計画は、市町村地域福祉計画の達成に向けて広域的な見地から、①地域における高齢者の福祉、障害者の福祉、児童の福祉その他の福祉に関し、共通して取り組むべき事項、②市町村の地域福祉の推進を支援するための基本的方針に関する事項、③社会福祉を目的とする事業に従事する者の確保又は資質の向上に関する事項、④福祉サービスの適切な利用の推進及び社会福祉を目的とする事業の健全な発達のための基盤整備に関する事項、⑤包括的な支援体制の整備についての事業の実施の支援に関する事項を一体的に定める計画である。

　なお、これら2つの計画を策定する際には**住民参加・参画を原則**として公聴会の開催やパブリックコメントによる意見募集等を行う必要がある。

2）地域福祉活動計画

　地域福祉活動計画は、市町村社会福祉協議会が策定する**民間の活動・行動計画**のことである。住民をはじめ、地域福祉の活動者、福祉サービス事業者、ボランティア、ＮＰＯ、関係団体等が、地域福祉の推進に向けて相互に協力して策定する。計画の目標は「誰もが安心して暮らせる福祉のまちづくり」であり、その内容には「地域福祉推進の理念や方向性、住民参加や協働のための基盤づくり、援助を必要とする人の個別支援の取り組み・連携・支援ネットワークの構築、福祉サービスの質の評価と充実、福祉サービスの開発、地域福祉を担う人

材の育成と財源の確保」等が盛り込まれる。

　地域福祉の推進にあたっては、地域住民やボランティア、ＮＰＯ等の住民主体の活動を中心に据える地域福祉活動計画と、分野横断的・総合的に取り組んでいく市町村地域福祉計画が、相互に整合性をもって連動し、補完・補強しあっていくことが非常に重要である。

chapter 12 ソーシャルワークの理解

1．ソーシャルワークとは

　ソーシャルワーク（social work）とは、社会福祉の理念に基づき、その理論と技術によって、社会の中で困りごとを抱える人や望ましくない状況に陥っている人に対する専門的な援助活動のことを指し、その専門的な援助技術を習得した専門職であるソーシャルワーカーの活動により実践される。

　ソーシャルワークは、日本語で「社会福祉援助技術」と呼ばれていたこともあるが、現在ではソーシャルワークのまま使われていることが多い。また、1987（昭和62）年に制定された「社会福祉士及び介護福祉士法」の中では、ソーシャルワークの方法として「社会福祉援助技術」という名称が用いられていた。

　しかし、2007（平成19）年の法改正による新たな社会福祉士養成カリキュラムにおいては、「社会福祉援助技術」という用語はなくなり、「相談援助」という用語が使われるようになった。この「相談援助」には、総合的かつ包括的に行う相談援助という意味が含まれており、これはジェネラリスト・ソーシャルワークにつながる統合化の流れである。

　ソーシャルワークの国際的な定義としては、2000（平成12）年に国際ソーシャルワーク連盟（IFSW）により採択され、2001（平成13）年に国際ソーシャルワーク教育協会（IASSW）により合意を得たものがある（**表12-1**）。

　この定義によると、ソーシャルワークには、社会的な変化（変革的な目的）、個人における問題解決（社会秩序の視点から）、そして権限

の付与及び人々の解放、健康状態の改善（治療の対象として）という3つの要素が含まれている。また、人間の価値に関わる人権と社会正義という2つの領域にも重要な意味を持っている。つまり、ソーシャルワーカーは心理学的、社会学的環境の双方を生かし、各個人における人権や社会正義にも積極的に取り組むことの必要性を言及している。

その後、2014（平成26）年にIFSWおよびIASSWの総会において、新しいソーシャルワークの定義が採択された。これにはソーシャルワーク専門職のグローバル定義として、社会正義、人権、集団的責任、および多様性尊重の諸原理がソーシャルワークの中核となることが明記されている（表12-2）。

表12-1　国際ソーシャルワーク連盟（IFSW）の定義

> ソーシャルワークの仕事は、ウェルビーイングを高めるため、社会の変革を進め、人間関係における問題解決を図り、人々のエンパワメントと解放を促進することである。そのためソーシャルワークは人間の行動と社会システムに関する諸理論を活用して、人々がその環境と相互に影響しあう場所に介入する。人権と社会正義の原則は、ソーシャルワークの根本的な基盤である。

表12-2　ソーシャルワーク専門職のグローバル定義

> ソーシャルワークは、社会変革と社会開発、社会的結束、および人々のエンパワメントと解放を促進する。実践に基づいた専門職であり学問である。社会正義、人権、集団的責任、および多様性尊重の諸原理は、ソーシャルワークの中核をなす。ソーシャルワークの理論、社会科学、人文学、および地域・民族固有の知を基盤として、ソーシャルワークは、生活課題に取り組みウェルビーイングを高めるよう、人々やさまざまな構造に働きかける。

ソーシャルワークの適用分野は幅広いが、ソーシャルワーカーの主要な活動分野としては、低所得者福祉、障害者福祉、高齢者福祉、児童福祉、母子福祉、女性福祉があり、これらは社会福祉の中核をなす分野である。また、他の専門職が主体となり、ソーシャルワーカーも連携に加わる分野としては、医療福祉、精神保健福祉、学校福祉、司法福祉、労働福祉等がある。さらに、専門職だけでなく、住民や行

政、国際社会等の連携で活動される分野としては、国際福祉、家族福祉、地域福祉、市民福祉等がある。

2．ソーシャルワークの発展

1）ソーシャルワークのルーツ

　ソーシャルワークのルーツは、社会的弱者の人たちを支援する宗教的・人道的な動機に基づく慈善活動であり、特にヨーロッパではキリスト教がその中心的な存在であった。

　産業革命後のイギリスでは、都市化や経済活動の優先による貧困や失業が大きな社会問題となり、1834年に国は「新貧困法」を制定して対策を行った。しかし、労役場（ワークハウス）への収容や強制的な労働を課す等、自助による貧困の解決を推し進めたため、貧困問題の根本的な解決には至らず多くの問題を残すこととなった。このような背景により、いくつかの民間慈善団体が現れ発展していった。

　1844年に設立されたキリスト教青年会（YMCA）は、キリスト教の信仰に基づいて青少年の人格的成長や生活改善等に取り組む青少年育成のグループ活動団体であり、後のグループワークのルーツとして位置づけられている。また、1869年にイギリスでは貧困救済を効率的に行う目的として、各種慈善団体間を組織化するための「慈善救済組織化及び乞食抑制のための協会」が設立し、その後、慈善組織協会（COS：Charity Organization Society）と改名された。COSでは、要保護者への個別訪問や友愛訪問活動によるケース記録の分類や保存が行われ、それが後のケースワークの発展に大きく貢献したといわれている。

　この活動は、その後アメリカへも波及して、1877年にはバッファ

ローにもCOSが設立された。COSはボランティアの友愛訪問員が貧困者の家庭へ訪問して生活支援を行っていたが、1890年代には有給訪問員が雇用されるようになり、彼らにも職業意識が芽生え始めた。COSで活動していたリッチモンド（Richmond,M.E.）は、友愛訪問等の活動を行う中で「応用博愛夏期学校」を設立し、これがルーツとなって今日の社会福祉専門職養成システムへと発展したと言われている。

　一方、イギリスでは、知識と人格を備えた人が生活に困窮している人たちとスラムで生活を共にしながら、彼らの生活レベルの向上と地域の社会福祉の向上を図ろうとするセツルメント運動が起こった。セツルメント運動では、貧困の原因を個人ではなく、社会構造に求めることで、COSから脱却することとなった。

2）ソーシャルワークの発展と展開

　イギリスのCOSの拡大を受けて、アメリカにおいてもソーシャルワークが発展することになった。その中心的存在であるリッチモンドは、1917年に『社会診断』、1922年に『ソーシャル・ケース・ワークとは何か』を発刊した。

　特に、『ソーシャル・ケース・ワークとは何か』では、各個人における社会環境との結びつきに視点を置き、その調整を行うことで、個人のパーソナリティを発達させることの重要性を説き、ケースワークを理論化し、科学的な支援方法へと体系化させていった。

　1923年から1928年の間は、毎年ミルフォード会議が開かれ、1929年には報告書が提出された。それによると、領域や分野ごとの専門性よりも共通基盤としてのジェネリックが強調され、ソーシャルワークの統合化への先駆けとなるジェネリック・ソーシャルワーク・ケースワークの考え方が提案された。

　1929年に起こった世界大恐慌を契機として、ケースワークが大きく二分し、それが1950年代半ばまでは続いた。一方は、第一次世界

大戦において軍人やその家族への精神的ケアの必要性からフロイト（Freud,S.）の精神分析の流れを汲み、精神力動理論を基盤として、リッチモンドの考え方を融合した「診断主義学派」であった。もう一方は、タフト（Taft,J.）とロビンソン（Robinson,V.）によるクライエントのおかれている状況に対応した問題解決のための援助に重点をおく「機能主義学派」であった。ケースワークに対する両派の考え方は激しく対立することになった。

　しかし、1950年代のアメリカでは、ベトナム戦争の勃発等により経済不安が広がり、貧困者の増加が大きな問題となっていたにもかかわらず、両学派ともに個人要因を重視して社会的要因への視点を失い、ソーシャルワークの本質的な役割を果たしていないとの批判が大きくなった。

　その反省から1957年にパールマン（Perlman,H.H.）は、『ソーシャルワーク：問題解決プロセス』を刊行し、問題解決アプローチという視点によって、診断主義に立脚しながら機能主義の折衷を図った。このような1950年代半ば以降の展開期は、その後のソーシャルワークの統合化や実践理論の基礎を作ったと言われている。

3）ソーシャルワークの統合化と発展

　現代につながる発展過程として、ソーシャルワークの統合化とジェネラリストアプローチの成立は、現代ソーシャルワークの特質を反映するものである。今までそれぞれに専門化・発展してきたソーシャルワークの統合化は、ケースワーク、グループワーク、コミュニティ・オーガニゼーションの共通基盤を明らかにして、一体化して捉えようとするものであり、1955年に結成された全米ソーシャルワーカー協会が統合化への動きを本格化させた。

　ソーシャルワークは、個人だけでなく、社会の状況だけでもなく、その両者の関係全体に焦点を当てることで、クライエントと環境との

双方に働きかけるという相互作用への専門的介入であるとの認識が強調されるようになった。

　1980年代になると、ジャーメイン（Germain,C.）とギッターマン（Gitterman,A.）は『ソーシャルワーク実践における生活モデル』を刊行し、人と環境が適応することに焦点を当てた「状況（環境）の中の人」という生態学的視点を導入した「エコロジカル・ソーシャルワーク」を提唱した。

　1990年代になると、エコロジカル・ソーシャルワークの流れをくみながら、ジェネラリスト・ソーシャルワークの体系化が進み、個人と環境の関係性、人間の理解、問題の把握、問題解決の方法が体系化されていった。ジェネラリスト・ソーシャルワークは、人と環境の交互作用に焦点化する生活モデルを中核に据え、ソーシャルワークの共通基盤を明らかにし、個人や社会の多様性に向きあうことで、地域における当事者主体の生活支援につなげていくという実践モデルへと発展していった。

　さらに、1990年代後半には、エビデンス・ベースド・プラクティスと呼ばれる科学的根拠に基づいたソーシャルワークの実践が重視されるようになった。

3．ソーシャルワークの基礎理論

　グリーン（Greene,R.R.）は、「理論は、ソーシャルワーク実践を構成するための枠組みを提供する」[1]と述べ、問題を抱える人々へのソーシャルワーク実践において、問題の本質を理解し、それに対する有効な解決方法を見つけるために理論が役立つことを強調した。そこで、現在のソーシャルワークに大きな影響を及ぼした基礎理論であるシステム理論を概説した上で、ソーシャルワークの実践モデルである医学

モデルと生活モデルについて解説する。

1）システム理論

　保健医療の職種がシステムと言われて思い出すのは、生命を維持する仕組みとしてのホメオスタシス（homeostasis）であろう。ホメオスタシスという現象は、生物という複雑で緻密な細胞や組織の集合体が、生体外の環境変化に対して生体内の状態を一定に保つシステムの働きである。

　この生体システムは、その要素間に情報のフィードバックがあり、それに基づいてシステムを絶妙にコントロールさせているのが特徴である。このようなシステムはサイバネティクスと呼ばれ、医学における生体システムの理解と幅広い工学の発展へとつながるとともに、ソーシャルワークにも大きな影響を与えてきた。

　システム理論は、諸要素のまとまりとして全体が成り立っており、その個々の要素は全体と無関係のものではなく、相互に影響し合うことで、全体を構成しているという視点に立ち、要素間の機能的な相互作用を分析することで、ある現象を理解する考え方である。

　このシステム理論の考え方は、人と環境（社会）をそれぞれ個別に捉えるのではなく、両者の相互作用に着目するという点で生態学的視点を取り入れたソーシャルワーク実践に結びつくものである。また、このシステム理論の発想は、行動分析学を創始したスキナー（Skinner,B.B.）の人と環境との機能的関係（随伴性）に基づいた行動学習理論にも共通するものであり、行動変容アプローチを発展させることとなった。

2）医学モデル

　医学モデルとは、個人が抱える問題に対して、①調査、②診断、③

治療という一連の過程で行われるソーシャルワーク実践の形態である。これは、医師が患者の病気に対して、①検査、②診断、③治療という過程で行うことと同じであり、治療モデルともいわれ精神医学の影響が大きいといわれている。

　つまり、医学モデルでは、個人が抱える問題はその個人のどこかに欠陥や異常といった病理学的原因が存在すると考え、その原因の解明と治療的介入によって問題解決するといったアプローチである。

　これは、診断主義アプローチの理論的枠組みとしてソーシャルワークの大きな流れとなったが、複雑で多様な問題や家族・地域の問題に対する介入が困難であったり、医学モデルに特有な援助者とクライエントの間の主従関係が生じたりといった問題点が指摘されるようになった。その後、この問題点への批判から機能的アプローチや問題解決アプローチ等が誕生した。

3）生活モデル

　現在のソーシャルワークでは、問題を抱える人に対して、その人の個人的な身体的・精神的な状態と、その人が生活する環境の両者に焦点を当て、それぞれの関係性に着目したケアプランが考えられている。このようなソーシャルワーク実践の考え方は、生活モデルと呼ばれ、1980年にジャーメインとギッターマンによって発刊された『ソーシャルワーク実践と生活モデル（The Life Model of Social Work）』[2]という著書の中で提唱されたものである。

　生活モデルは、前述したシステム理論の枠組みをソーシャルワーク実践に導入し、生態学的な視点に基づいたケースワークの方法論であるエコロジカル・アプローチを確立させた。エコロジカル・アプローチは、医学モデルに基づいたソーシャルワーク実践の問題点であった援助対象の狭さを拡大し、複雑で多様な問題に対する解決方法の選択肢を増やすことで、ソーシャルワークを大きく発展させることとなった。

4．ソーシャルワークの実践過程

　ソーシャルワークの実践過程は、援助者の来談から始まり終結するまで、援助者であるソーシャルワーカーが備えた価値、理論、実践が発揮される場である。その一方で、ケースによっては多様な過程を経ることがあるため、ソーシャルワーカーには柔軟で迅速な対応力も求められる。

　標準的なソーシャルワークの実践過程は、①インテーク、②アセスメント、③プランニング、④インターベンション、⑤モニタリング、⑥エバリュエーションであるが、この過程が型どおりに進むわけではなく、「行きつ戻りつしながら螺旋状に進展する」[3] ものと理解すべきである。

1）インテーク

　インテークとは、クライエントが最初に援助機関と接触する場面であり、来談者の問題やニーズを聞き取った上で、それが支援の対象となるのかを適切に判断する受理面接のことである。

　インテークの目的は、クライエントの援助を受ける意思を明確にした上で、本当に援助が必要かどうか、来談機関で援助できるかどうか、そして他の相談機関へ紹介すべきかどうか等を判断することである。

2）アセスメント

　アセスメントとは、インテークでクライエントの相談が受理された後に行われる援助方法を検討するための情報収集と問題分析のことである。アセスメントでは、クライエントの問題を効率的に解決するため、本人や家族、そして関係者や地域社会の状況等、多角的に情報収

集し、問題の背景や要因を包括的に分析することで、問題の原因究明と解決の方向性を検討する。

　具体的な情報収集の内容は、クライエントの心身の健康状態や経済状態、家族構成や関係性、職場や地域での人間関係や役割等、総合的なものとなる。また、問題分析においては、クライエントの性格や行動特性、ストレスの状態や人間関係の取り方、そして、クライエントを支援する地域資源や所属するコミュニティの状況等について考慮が必要となる。

3）プランニング

　プランニングとは、アセスメントにより明らかとなった解決の方向性に基づいて、適切な目標設定と具体的な援助方法を選定することで、問題解決に向けたソーシャルワークの援助計画を立てることである。プランニングでは、援助の担当者と役割を決めるとともに、短期、中期、長期といった目標設定することが重要となる。

4）インターベンション

　インターベンションとは、プランニングで設定されたソーシャルワークの援助計画に基づいて、目標達成に向けた具体的な援助介入を実施することである。援助介入には、クライエント個人へ面接技法等を用いて直接働きかける介入、地域資源の活用等、クライエントの周囲環境へ働きかける介入、そしてクライエントと環境との相互関係へ働きかける介入がある。

5）モニタリング

　モニタリングとは、援助計画に沿ったインターベンションが行われ

ることによる目標達成の進捗状況を継続的に監視することである。モニタリングには、目標達成の滞りや問題解決に難渋しているという判断を行うことで、再アセスメントを実施し、援助計画を修正・追加することで、新たなインターベンションに変更するといった重要な機能がある。

6）エバリュエーション

エバリュエーションとは、プランニングされた援助計画とインターベンションがクライエントの問題解決に有効であったかを評価する段階である。エバリュエーションでは、問題が解決された、あるいはまだ問題は残っているがクライエント自身が解決できる見通しが立ったと判断された場合に援助活動が終結となり、これが実践過程の最終段階となる。

5. 保健医療従事者と社会福祉従事者の連携（チームケア）

現在、国は、団塊の世代が75歳以上となる2025年を目途として、「地域包括ケアシステム」の構築を実現させようとしている。これは、わが国において超高齢社会の進行がまだ続くことと、それに伴って要介護高齢者も増加することを予測して、要介護状態となっても住み慣れた地域で自分らしい暮らしを人生の最後まで続けることができるよう、住まい・医療・介護・予防・生活支援を一体的に提供する仕組みの構築である（図12-1）。このシステムを実現させるために、医療制度も従来の「病院完結型」から「地域完結型」の医療へと大きく転換し、在宅医療の重要性が強調されるようになった。

このような状況の中で、保健医療従事者と社会福祉従事者の連携

ソーシャルワークの理解

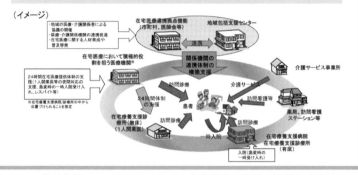

在宅医療・介護の連携推進の方向性

○疾病を抱えても、自宅等の住み馴れた生活の場で療養し、自分らしい生活を続けられるためには、地域における医療・介護の関係機関（※）が連携して、包括的かつ継続的な在宅医療・介護の提供を行うことが必要でさる。

（※）在宅医療を支える関係機関の例
・地域の医療機関（定期的な訪問診療の実施）
・在宅療養支援病院・診療所(有床)（急変時に一時的に入院の受け入れの実施）
・訪問看護事業所（医療機関と連携し、服薬管理や点眼、縟瘡の予防、浣腸等の看護ケアの実施）
・介護サービス事業所（入浴、排せつ、食事等の介護の実施）

○このため、関係機関が連携し、多職種協同により在宅医療・介護を一体的に提供できる体制を構築するため、市町村が中心となって、地域の医師会等と緊密に連携しながら、地域の関係機関の連携体制の構築を図る。

図 12-1　地域包括ケアシステムにおける在宅医療・介護の連携の方向性

（厚生労働省：地域包括ケアシステム）

は、地域包括ケアシステムを実現させるための必須条件となっている。これまで両者は理系と文系といった職種の文化的背景が異なるため、お互いを十分理解し合っていないことが連携の大きな壁となってきた。しかし近年、保健医療従事者の中ではチーム医療という概念を導入することが社会的に求められ、保健医療専門職種間の連携が当然のこととして扱われるようになった。

　特に、医療制度が「病院完結型」であった頃は、自宅へ帰れない高齢者はそのまま入院させ続けるという「社会的入院」が可能であったが、「地域完結型」に転換されると、退院するための社会的問題を解決する専門職として医療ソーシャルワーカーの存在感は大きくなっ

た。今や病院の退院調整や退院支援において最も重要な役割を果たしており、保健医療従事者の間ではソーシャルワーカーへの理解が急速に進んでいる。

　一方、社会福祉従事者は、来談するクライエントが抱える問題が多様化、深刻化しており、アセスメントやプランニングにおいて保健医療従事者との協力が必要不可欠となり、多職種チームによる総合的で包括的な援助実践が求められるようになった。このように、保健医療従事者と社会福祉従事者の両者が理解し合い、協働する機会も増える中で、今後は地域包括ケアシステムの実現に向けた連携が強まると考えられる。

引用文献

1) 岡本民夫監：ソーシャルワークの理論と実践 ――その循環的発展を目指して．p 56，中央法規出版，2016．
2) Germain,C.B., et al：田中禮子, 他訳．ソーシャルワーク実践と生活モデル．ふくろう出版，2008．
3) 岩間文雄：ソーシャルワークの展開過程についての検討．関西福祉大学社会福祉学部研究紀要2015; 18(2), 11-18．
4) 厚生労働省：地域包括ケアシステム
   https://www.mhlw.go.jp/seisakunitsuite/bunya/hukushi_kaigo/kaigo_koureisha/chiiki-houkatsu/

さ

看護師国家試験 直前
社会福祉学領域ファイナルチェック

2021 年 3 月 10 日　第 1 版第 1 刷 ©

監　修…………星野政明　　HOSHINO, Masaaki
編　著…………守本とも子　MORIMOTO, Tomoko
　　　　　　　　富永堯史　　TOMINAGA, Takashi
発行者…………宇山閑文
発行所…………株式会社 金芳堂
　　　　　　　　〒606-8425 京都市左京区鹿ヶ谷西寺ノ前町 34 番地
　　　　　　　　振替　　01030-1-15605
　　　　　　　　電話　　075-751-1111（代）
　　　　　　　　https://www.kinpodo-pub.co.jp/
組　版…………株式会社 グラディア
本文デザイン・装丁……naji design
印刷・製本……モリモト印刷株式会社

落丁・乱丁本は直接小社へお送りください. お取替え致します.

Printed in Japan
ISBN978-4-7653-1856-3